发热门诊建设研究与案例分析

《中国医院建筑与装备》杂志社　组编

机械工业出版社

发热门诊的功能主要是对传染病疑似患者的筛查，这与对确诊患者的救治是有明显差别的，功能定位的不同必然导致分区和流线的差异。本书通过对国内现有发热门诊标准规范及相关规定的梳理，以及发热门诊建设现状的调查，探讨发热门诊在各级各类医院中的不同定位及设计思路。从发热门诊设计、感染防控要求、功能布局、实施方案、技术运用、运营管理等方面，全面介绍发热门诊应该如何建设和管理，使之在选址、建筑布局、流线流程、给水排水、暖通等方面能够满足医院感染防控要求，在医疗设备、人员配置、运维保障等方面能够满足医疗诊治的需求，并列举分析了部分典型发热门诊建设案例以供借鉴参考。本书可供医院管理者、医院设计者及相关人员学习参考。

图书在版编目（CIP）数据

发热门诊建设研究与案例分析 /《中国医院建筑与装备》杂志社组编. —北京：机械工业出版社，2023.12

ISBN 978-7-111-74550-1

Ⅰ. ①发… Ⅱ. ①中… Ⅲ. ①发热—门诊—管理—研究 Ⅳ. ①R441.3

中国国家版本馆CIP数据核字（2023）第238489号

机械工业出版社（北京市百万庄大街22号 邮政编码100037）

策划编辑：赵 荣　　责任编辑：赵 荣 张大勇

责任校对：梁 园 牟丽英　责任印制：张 博

北京联兴盛业印刷股份有限公司印刷

2024年3月第1版第1次印刷

184mm × 260mm · 10.75印张 · 193千字

标准书号：ISBN 978-7-111-74550-1

定价：89.00元

电话服务　　网络服务

客服电话：010-88361066　　机 工 官 网：www.cmpbook.com

010-88379833　　机 工 官 博：weibo.com/cmp1952

010-68326294　　金 书 网：www.golden-book.com

封底无防伪标均为盗版　　机工教育服务网：www.cmpedu.com

本书编委会名单

编委会主任： 霍添琪

编委会副主任： 王海燕　孔少楠　徐璐思

编　　委： 武迎宏　任艺全　黑俊杰　杨星林　万　钧　隋　霞　孙晓宇
刘　昊　谢丽娟　贺晓露　羊月祺　郑　洁　李承文

第一章章节主编： 林　琳
第二章章节主编： 赵奕华；副主编：张　宏　张玉彬
第三章章节主编： 许赤士；副主编：孙　昱　郑淑军

参编人员（排名不分先后）：
张　翔　金正开　金　蕾　孟　瑜　徐　丹　张　傧　王　璐
姜　兴　田　琦　李　想　黑赏罡　陈　琼　周　超　孙　波
杨　飏　杨　志　全　佳　谢钟铃　李彦霖　龚　令　黄　宏

支持单位： 湖南省建筑设计院集团股份有限公司
同圆设计集团股份有限公司
江苏省人民医院
东南大学
三维海容科技有限公司

致　　谢： 北京大学国际医院
清华大学附属北京清华长庚医院
乌海市人民医院
中国建筑标准设计研究院有限公司

编 委 会 霍添琪 国家卫生健康委医院管理研究所
王海燕 《中国医院建筑与装备》杂志社
孔少楠 《中国医院建筑与装备》杂志社
徐璐思 《中国医院建筑与装备》杂志社

编　　委 武迎宏 北京大学人民医院
任艺全 青岛市市立医院（原单位）
黑俊杰 天津市中心妇产科医院（原单位）
杨星林 济宁市第一人民医院
万　钧 中国建筑设计研究院有限公司
隋　霞 国家卫生健康委医院管理研究所
孙晓宇 国家卫生健康委医院管理研究所
刘　昊 国家卫生健康委医院管理研究所
谢丽娟 国家卫生健康委医院管理研究所
贺晓露 中国建筑西南设计研究院有限公司
羊月祺 江苏省人民医院
郑　洁 同圆设计集团股份有限公司
李承文 中国建筑标准设计研究院有限公司

章节主编 林　琳 中国建筑标准设计研究院有限公司
赵奕华 江苏省人民医院
张　宏 东南大学
张玉彬 江苏省人民医院
许赤士 湖南省建筑设计院集团股份有限公司
孙　昱 湖南省建筑设计院集团股份有限公司
郑淑军 湖南省建筑设计院集团股份有限公司

参编人员（排名不分先后）

张　翔 江苏省人民医院
金正开 江苏省人民医院
金　蕾 江苏省人民医院
孟　瑜 江苏省人民医院
徐　丹 江苏省人民医院
张　傧 同圆设计集团股份有限公司
王　璐 同圆设计集团股份有限公司
姜　兴 同圆设计集团股份有限公司
田　琦 同圆设计集团股份有限公司
李　想 同圆设计集团股份有限公司
黑赏罡 东南大学
陈　琼 东南大学
周　超 东南大学
孙　波 东南大学
杨　飏 湖南省建筑设计院集团股份有限公司
杨　志 湖南省建筑设计院集团股份有限公司
全　佳 湖南省建筑设计院集团股份有限公司
谢钟铃 湖南省建筑设计院集团股份有限公司
李彦霖 湖南省建筑设计院集团股份有限公司
龚　令 湖南省建筑设计院集团股份有限公司
黄　宏 湖南省建筑设计院集团股份有限公司

序

作为一个感染科医生，这么些年来，一直工作在传染病防治的一线，当受邀给《发热门诊建设研究与案例分析》这本书写序时，感到非常荣幸，同时也为这本书的面世感到由衷的高兴。

发热门诊起源于2003年SARS（传染性非典型肺炎）疫情时期，在当时没有明确病原体的背景下，无法从病原学检测角度做到早期诊断。为了快速控制疫情蔓延，实现早发现、早隔离的工作目标，要求发热伴呼吸道症状患者须先在发热门诊筛查，将可疑患者筛查出来，排除SARS后方可进入常规就诊流程，否则会引起医疗机构内感染暴发，发热门诊也就因此应运而生。应该说，发热门诊在当时SARS疫情防控工作中发挥了不可替代的作用。之后便作为一种长效机制保留下来，并通过不断的临床实践加以完善。但在实际运行过程中，发热门诊也曾一度陷入“投入和产出”不匹配的困境而面临“关停”的局面。

经过20年的不断发展和完善，在各级卫生健康部门的领导下，在感染科、院感防控科、呼吸科、急诊科等多学科的共同参与下，发热门诊建设尽管还存在各种各样的问题和不足，但发热门诊的建设和管理规范已日臻成熟。

与其他国家不同，也正是由于我国多数综合医疗机构（非传染病医院）当前尚不具备呼吸道传染病隔离收治的建筑布局和通风条件，发热门诊才能在我国医疗机构作为一种独特的功能空间存在，在传染病尤其是呼吸道传染病筛查、隔离等方面起到第一道屏障作用，发热门诊是发现急性传染病尤其是急性呼吸道传染病的哨点，是防止急性呼吸道传染病在医疗机构内感染暴发的第一道屏障。在传统传染病还没得到很好控制、新发传染病不断出现的防控形势下，发热门诊建设和管理的标准化和规范化显得日益重要。

而可疑传染病在发热门诊筛查期间，如何确保筛查患者的医疗安全，如何让发热门诊具备一定的抢救能力，从而对需要抢救的患者及时开展抢救，是发热门诊面临的新课题。

这本书从发热门诊起源、现状调研与分析、经历的挑战、存在的问题出发，结合我国传染病相关法律法规和政策文件、发热门诊相关文件及标准规范，就发热门诊设计、感染防控要求、功能布局、实施方案、技术运用、运营管理等方面全面介绍发热门诊应该如何建设和管理，使之在选址、建筑布局、流线流程、给水排水、暖通等方面能够满足医院感染防控要求，在医疗设备、人员配置、运维保障等方面能够满足医疗诊治的需求，然后结合东莞市妇幼保健院发热门诊、清华大学附属北京清华长庚医院发热门诊、北京大学国际医院感染楼、长沙市公共卫生救治中心应急发热门诊楼、乌海市人民医院感染性疾病楼（发热门诊）等几个案例分析，为医院管理者提供了翔实的样本参考。

北京地坛医院

蒋荣猛

前　言

“发热门诊”的名称出现于2003年初，起初被称为“发热呼吸筛查急诊”，后卫生主管部门发布了相关的设置指导原则，确定名称为发热门诊，至今已有20年的时间。作为传染病疫情防控的“前哨”，发热门诊在预防和控制医院感染方面的作用不言而喻。

虽然政府各级主管部门已连续颁布了多个针对发热门诊建设的重要指导性、规范性文件，为我国各级医院的发热门诊建设给出了基本的指引。但不可否认的是，一些规定在落实到建设层面的过程中仍出现了定位、布局、流线、设备支持、平疫结合、运营方式等多个方面的问题，亟待业界展开深入细致且有针对性的研究与探索。

因此，特组织行业内相关专家策划本书，旨在对更好地建设、运营我国医院中的发热门诊起到积极的推动作用，为相关建设者提供借鉴。当然，随着我国防疫形势的变化，书中内容不免具有一定时效局限性和认识片面性，敬请专家和广大读者不吝赐教和指正。

目　录

第一章　发热门诊现状调研与分析

第一节　发热门诊的起源与制度形成

一、发热门诊的起源

2003年初，我国经历了一场严重的呼吸道传染病疫情，严重急性呼吸道综合征（Severe Acute Respiratory Syndrome），又称非典型性肺炎，简称SARS。

SARS疫情对我国应对传染性防控能力是一次严峻的考验，暴露了我国综合医院普通门（急）诊在应对突发传染病防范意识和筛查能力的不足。2003年5月21日卫生部发布了《医疗机构发热门（急）诊设置指导原则（试行）》，北京市规定了66所定点发热门诊，开始规范和流程化收治患者。各医院的发热门诊在北京SARS疫情的控制工作中起了决定性的作用，同时也为北京地区 SARS患者的诊断、隔离起了重要的作用。在2003—2004年的应对SARS反弹工作中仍起着非常重要的作用。㊀

二、发热门诊制度的形成

2004年9月3日卫生部发布了《关于二级以上综合医院感染性疾病科建设的通知》（卫医发〔2004〕292 号）文件，要求："各级卫生行政部门和二级以上综合医院必须提高对感染性疾病科重要作用的认识，结合各地实际，将发热门诊、肠道门诊、呼吸道门诊和传染病科统一整合为感染性疾病科，并加强对感染性疾

㊀ 发热门诊设置的探讨，刘宇红，王辰，刘坤，首都医科大学附属北京朝阳医院，中华医院感染学杂志，2004 年第 14 卷第 6 期 666~667 页。

病科建设和管理的领导，将感染性疾病科的建设纳入当地医疗救治体系，统筹兼顾，采取有效措施为感染性疾病科的发展创造条件。同时，卫生行政部门要加强对感染性疾病科的监督、管理，确保其职责明确，功能到位”。

2004年12月发布的《医疗机构传染病预检分诊管理办法》中第二条规定：“医疗机构应当建立传染病预检、分诊制度。二级以上综合医院应当设立感染性疾病科，具体负责本医疗机构传染病的分诊工作，并对本医疗机构的传染病预检、分诊工作进行组织管理。” 确定了医疗机构对传染性疾病实行预检分诊制度。

各地二级以上医疗机构纷纷按照政策文件要求建立发热门诊。发热门诊作为传染病防治的预防预警机构其首要任务是负责发热患者的首次筛查，为防治传染病和烈性传染病，做到早发现、早报告、早隔离、早治疗，最大限度地避免院内交叉感染，防止传染病扩散。

第二节　发热门诊相关概念

一、发热（Fever）

发热，医学术语，别名：发烧，症状名，正常人在体温调节中枢的调控下，机体的产热和散热过程经常保持动态平衡，当机体在致热源作用下或体温调节中枢的功能障碍时，使产热过程增加，而散热不能相应地随之增加或散热减少，体温≥37.3℃称为发热[㊀]。

人体正常体温平均在36~37℃之间（腋窝），37.3~38℃是低热，38.1~39℃是中等度热，高热是39.1~41℃，超高热在41℃以上。

发热是临床上一个比较常见的症状，可见于各类疾病。有感染性发热和非感染性发热（图1-1）。

1. 感染性发热

感染性发热包括各种病原体如细菌、病毒、肺炎支原体、立克次体、真菌、螺旋体及寄生虫等侵入后引起的发热。

㊀ 万学红，卢雪峰. 诊断学（第8版）. 北京：人民卫生出版社，2013。

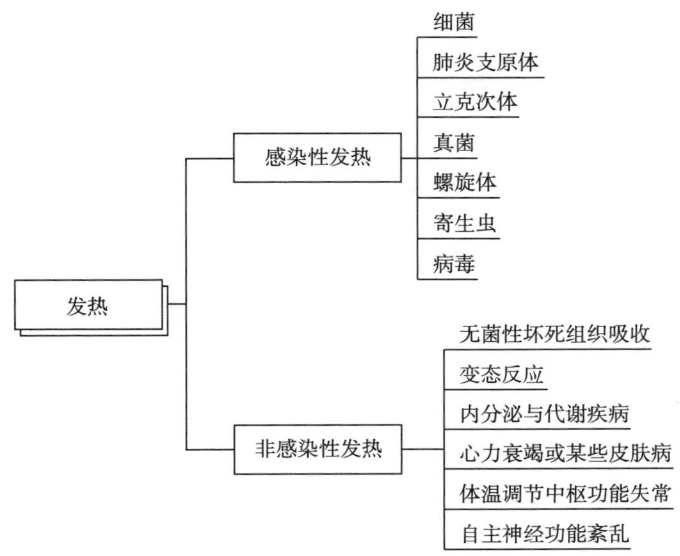

图1-1　发热分类

2. 非感染性发热

以下因素引起的发热称为非感染性发热。

1）无菌性坏死组织吸收：包括物理、化学因素或机械性损伤，如大面积烧伤、内出血及创伤或大手术后的组织损伤；组织坏死或细胞破坏，如恶性肿瘤、白血病、急性溶血反应等。

2）变态反应：如风湿热、血清病、药物热、结缔组织病及某些恶性肿瘤等。

3）内分泌与代谢疾病：如甲状腺功能亢进时产热增多，严重脱水病人散热减少，使体温升高等。

4）心力衰竭或某些皮肤病：慢性心力衰竭时由于心输出量降低，尿量减少及皮肤散热减少，以及水肿组织隔热作用，使体温升高。某些皮肤病如广泛性皮炎、鱼鳞病等也使皮肤散热减少，引起发热。

5）体温调节中枢功能失常：常见于物理性因素，如中暑；化学性因素，如重度安眠药中毒；机械性因素，如脑震荡、颅骨骨折、脑出血及颅内压升高等。

6）自主神经功能紊乱。⊖

二、门诊（Outpatient Service）

《辞海》中对门诊的解释：门诊是医疗预防机构为不需要或尚未住院的群众

⊖引自百度百科。

防治疾病的一种方式。包括对病人的诊断治疗（认为必要时收进医院诊治），健康检查和预防接种，孕妇的产前检查，出院病人的随访等工作。为某类疾病专门设立的门诊，称为“专科门诊”，如心脏病科、骨伤科等。

三、感染疾病科（Infectious Diseases Division）

政府或国家卫生健康委规定的各级综合性医院和相关的专科医疗机构应当设置感染性疾病门诊，包括专门定义的发热门诊、肠道门诊、肝炎门诊和艾滋病门诊等，承担感染性疾病的预检、分诊、转诊等防治任务。㊀

四、发热门诊（Fever Clinic或Out-patient Department of Fever）

发热门诊隶属于感染性疾病科门诊，主要用于筛查和鉴别具有发热症状的患者，承担传染性疾病或感染性疾病的预检筛查、鉴别诊断、救治转诊等任务。

发热门诊的作用：对流行性传染病的早期筛查与报告起到哨点作用；同时对医疗机构具有发热症状的患者进行预检筛查、鉴别诊断等医疗服务。

发热门诊和肠道门诊、肝炎门诊、艾滋病门诊、结核门诊、呼吸道门诊等具体疾病和人体部位的专科门诊的区别在于，发热门诊是针对一种人体“发热症状”进行传染病的筛查，而不是某一种特定疾病的诊断和治疗，发热门诊面对的是“不确定感染性疾病”，与普通门诊或其他传染病门诊的“诊治”是有本质上的区别的。发热门诊“筛查”的要素更多，针对传染病患者和非传染病患者的不确定性因素，其空间的划分和医疗流程应该更为严格。

第三节　发热门诊存在问题的分类调研

一、发热门诊相关政策和标准问题梳理

对发热门诊的研究需要结合国家的《传染病防治法》等一系列相关的政策法规和我国传染病防控医疗体制，对相关医院感染防护标准、隔离技术、医务人员

㊀来源：《综合医院感染性疾病门诊设计指南（第一版）》。

防护措施、传染病和发热症状的关系进行梳理、分析与总结。

（一）发热门诊相关的政策文件与建设标准

1. 国家层面的发热门诊的指导性政策文件

2003年5月20日，卫生部发布了《医疗机构发热门（急）诊设置指导原则（试行）》，开始对发热门（急）诊的设置提出了“数量适当、布局合理、条件合格、工作规范”，规定了“发热门（急）诊应当设在医疗机构内独立的区域，与普通门（急）相隔离，避免发热病人与其他病人相交叉；通风良好，有明显标识。普通门（急）诊显著位置也要设有引导标识，指引发热病人抵达发热门（急）诊就诊”；“发热门（急）诊应当分设候诊区、诊室、治疗室、检验室、放射检查室等，放射检查室可配备移动式X光机。有独立卫生间。发热门（急）诊应定时消毒。”

2004年9月3日，卫生部发布《关于二级以上综合医院感染性疾病科建设的通知》（卫医发〔2004〕292号），规定了“各级卫生行政部门和二级以上综合医院必须提高对感染性疾病科重要作用的认识，结合各地实际，将发热门诊、肠道门诊、呼吸道门诊和传染病科统一整合为感染性疾病科，并加强对感染性疾病科建设和管理的领导，将感染性疾病科的建设纳入当地医疗救治体系。感染性疾病科的设置要相对独立，内部结构做到布局合理，分区清楚，便于患者就诊，并符合医院感染预防与控制要求。二级综合医院感染性疾病科门诊应设置独立的挂号收费室、呼吸道（发热）和肠道疾病患者的各自候诊区和诊室、治疗室、隔离观察室、检验室、放射检查室、药房（或药柜）、专用卫生间；三级综合医院感染性疾病科门诊还应设置处置室和抢救室等。”

2020年8月17日，国家卫生健康委办公厅、国家发展改革委办公厅联合发布《发热门诊建筑装备技术导则（试行）》（国卫办规划函〔2020〕683号），针对全国各等级各地区，考虑到特殊地区的可操作性，提出发热门诊底线的要求。诊室≥2间，隔离观察室≥1间。

2020年9月18日，国家卫生健康委办公厅《关于印发国家传染病医学中心及国家传染病区域医疗中心设置标准的通知》提出，国家传染病区域医疗中心发热门诊配备诊室≥4间，隔离床位≥20张；国家传染病医学中心发热门诊配备诊室≥6间，隔离床位≥30张。

国家各类（传染病防治方案和设置指导原则等）相关指导文件对发热门诊的要求从简单到详尽，从原则到具体，从定性到定量，逐步清晰，但尚未形成统一的系统的建设标准。

2003年以来部分相关法律法规和政策文件见表1-1。

表1-1　部分相关法律法规和政策文件（2003年以来）

序号	时间	文件	签发单位文号
1	2004 年 8 月 28 日	《中华人民共和国传染病防治法》	中华人民共和国主席令（第十七号）
2	2003 年 5 月 9 日	《突发公共卫生事件应急条例》	中华人民共和国国务院令（第 376 号）
3	2003 年 5 月 20 日	《医疗机构发热门（急）诊设置指导原则（试行）》	卫发电〔2003〕62 号
4	2004 年 9 月 3 日	《关于二级以上综合医院感染性疾病科建设的通知》	卫医发〔2004〕292 号
5	2005 年 2 月 28 日	《医疗机构传染病预检分诊管理办法》	卫生部令第 41 号
6	2016 年 7 月 15 日	《国家卫生计生委关于印发突发急性传染病防治“十三五”规划（2016—2020 年）的通知》	国卫应急发〔2016〕35 号
7	2020 年 2 月 3 日	《关于加强重点地区重点医院发热门诊管理及医疗机构内感染防控工作的通知》	国卫办医函〔2020〕102 号
8	2020 年 5 月 11 日	《关于推广上海市发热门诊建设管理工作经验的通知》	联防联控机制医疗发〔2020〕225 号
9	2020 年 5 月 9 日	《公共卫生防控救治能力建设方案》	发改社会〔2020〕735 号
10	2020 年 6 月 28 日	《国家卫生健康委办公厅关于完善发热门诊和医疗机构感染防控工作的通知》	国卫办医函〔2020〕507 号
11	2020 年 7 月 30 日	《综合医院“平疫结合”可转换病区建筑技术导则（试行）》	国卫办规划函〔2020〕663 号
12	2020 年 8 月 17 日	《发热门诊建筑装备技术导则（试行）》	国卫办规划函〔2020〕683 号
13	2020 年 9 月 2 日	《国家卫生健康委办公厅关于印发国家传染病医学中心及国家传染病区域医疗中心设置标准的通知》	国卫办医函〔2020〕767 号

文件规定的关于发热门诊规模配置的关键数据见表1-2。

表1-2　发热门诊规模配置关键数据汇总

数据来源	发热门诊诊疗房间配置标准	医疗机构层级
2020 年 8 月 17 日发布的《发热门诊建筑装备技术导则（试行）》（国卫办规划函〔2020〕683 号）	诊室≥ 2 间，隔离观察室≥ 1 间	—

（续）

数据来源	发热门诊 诊疗房间配置标准	医疗机构层级
2020 年 9 月 18 日国家卫生健康委办公厅发布的《关于印发国家传染病医学中心及国家传染病区域医疗中心设置标准的通知》	诊室 ≥ 4 间，隔离床位 ≥ 20 张	国家传染病区域医疗中心
	诊室 ≥ 6 间，隔离床位 ≥ 30 张	国家传染病医学中心

2. 地方性发热门诊政策性文件

在国家相关文件指导下，各地卫生健康部门结合本地区情况也出台了适应本地的政策指导文件，见表1-3、表1-4。

表1-3　部分省市发热门诊设置要求

序号	发布时间	文件	签发省市文号
1	2020 年 7 月 3 日	《关于加快推进我市医疗机构发热门诊建设改造有关工作的通知》	北京市卫生健康委 京卫医〔2020〕49 号
2		《北京医疗机构发热门诊临床实验室能力建设专家共识（2020 版）》	
3	2020 年 3 月 17 日	《上海市发热门诊基本设置标准（试行）》	上海市卫生健康委
4	2020 年 4 月 27 日	《关于印发〈发热门诊建设标准（试行）〉及〈感染性疾病科病房建设标准（试行）〉的通知》	江苏省卫生健康委 苏卫医政〔2020〕21 号
5	—	《预检分诊、发热门诊设置标准（试行）》 《发热诊室设置标准（试行）》	武汉市卫生健康委
6	2020 年 7 月 21 日	《关于印发〈贵州省发热门诊设置指南（2020 版）〉的通知》	贵州省卫生健康委
7	2020 年 2 月 2 日	《关于印发〈山东省医疗机构发热门诊设置规范（试行）〉的通知》	山东省卫生健康委 鲁卫函〔2020〕53 号
8	2020 年 8 月 25 日	《河南为基层发热门诊建设定硬指标》	来源：健康报
9	2020 年 9 月 8 日	《广东省卫生健康委办公室关于印发〈发热门诊和发热诊室规范化建设指引（试行）〉的通知》	广东省卫生健康委 粤卫办规划函〔2020〕37 号

3. 发热门诊建设的面积标准估算

各地在建设发热门诊时希望有比较明确的建设标准，根据相关文件对发热门诊的基本设置要求，结合附属用房和布局方式等因素进行估算。二级医院发热门诊面积在800~1000m^2左右（图1-2）。三级医院发热门诊面积在1200~1500m^2左右（图1-3）。

表1-4 部分省市发热门诊设置要求比较

项目	北京	上海	江苏	天津	贵州	河南	武汉
基本要求	二级以上综合医院	各综合医疗机构和相关的专科医疗机构应当设置传染病专用门诊	省二级及以上医疗机构、具备条件的城乡基层医疗卫生机构应设置发热门诊一级机构考虑预案	国家标准	全省二级以上综合医疗机构必须设置规范化发热门诊	要求各地中心乡镇卫生院，达到服务能力推荐标准的乡镇卫生院及具备条件的社区卫生服务中心（社区医院）	国家标准
选址及场地要求	独立建筑或设置在院内独立区域，与其他建筑、公共场所不小于20m的间距，与普通门（急）诊等区域有实际物理隔离屏障。不满足20m应采取负压系统措施	包括功能相对独立的呼吸道发热门（急）诊、肠道门诊、肝炎门诊等。发热门诊应当设在医疗机构内独立的区域，有条件的医疗机构应当将发热门诊设置在独栋的建筑内。间距按国家标准	独立、标识系统	独立	应为医疗机构内独立建筑或设置在院内独立区域，路线便捷，与普通门（急）诊等区域有实际物理隔离屏障，患者入口外应预留空间，用于搭建临时候诊区，以满足疫情防控临时所需	在建筑布局上，基层发热门诊原则上应为独立建筑或设置在院内独立区域，设立醒目标识，方便患者就诊和转运	在医疗机构内独立的区域，与普通门（急）诊相隔离，出入口与普通门（急）诊分开，医院门诊和主要楼宇外设立醒目的发热门诊标识、位置、行走路线等，避免发热患者与其他患者相交叉
候诊区	三级综合医院面积容纳至少20~30人同时候诊，二级综合医院面积应可容纳至少10~20人候诊	候诊区、卫生间	候诊区、卫生间	候诊区、卫生间	候诊区原则上应独立设置，三级综合医院面积建议不少于45m^2，应可容纳至少30人同时候诊，二级综合医院面积建议不少于30m^2，应可容纳至少20人候诊	发热门诊建筑面积应不少于300m^2 发热哨点诊室建设，诊室面积应不少于40m^2	候诊区、卫生间

（续）

项目		北京	上海	江苏	天津	贵州	河南	武汉
功能房间数量要求	诊室	二级以上综合医院至少应设置3间诊室，其他类型医疗机构应至少设置2间诊室，1间隔离病房	至少2间（市区级医院2~4间），社区卫生服务中心至少设置1间	三级医疗机构至少3间 二级医疗机构至少2间 基层医疗卫生机构至少设1间诊室	至少3间	设置3类诊室（成人诊室、儿童诊室及备用诊室），诊室应为单人单间，每间诊室内面积建议不少于8m^2	设置诊室2~3间（成人诊室、儿童诊室、备用诊室）	诊室（至少2间）
	抢救室	根据实际需求确定	—	有条件的医院可设置抢救室	—	不少于15m^2	—	—
	隔离观察室	二级以上综合医院设置隔离观察病房，应不少于2间，其中1间病房应具备重症救治功能（ICU）。其他类型医疗机构应至少设置1间隔离病房	市级医院至少10张隔离床位，预留20张可拓展床位 区级医院至少设置5张隔离床位，预留10张可拓展床位	三级综合性医院至少设置3间 二级综合性医院至少设置2间 基层医疗卫生机构至少设置1间	20间隔离床位带独立卫生间	三级综合医院至少设5间单间隔离留观室 二级综合医院至少设置3间单间隔离留观室。每间隔离留观室须有单独卫生间，面积建议不少于12m^2	设置留观床位3~5张，并预留10~20张可转换隔离病室床位 隔离留观病室应单人单间，每间使用面积不少于14m^2	三级医院隔离留观室10~20间，常备5间 二级医院隔离留观室5~10间 乡镇卫生院3~5间每间房10~12m^2
	DR、CT	应配置DR，宜配置CT（专家共识）满足患者胸部影像学检查需要	有条件尽可能设置CT	有条件的医院可配置独立的CT室	宜设CT	必须有CT检查室和辅助功能检查室，总面积建议不少于40m^2	—	放射检查室可临近
	检验室、采血室	检验科能完成血常规、尿常规、便常规、生化等常规检查项目	—	—	—	总面积建议不少于80m^2。标本采集室。面积建议不少于10m^2	—	检验室
	PCR室验室	PCR实验室应独立设置，宜在发热门诊区域，面积不小于100 m^2（含核酸检测实验室）	—	—	—	—	—	—

注：数据来源：北京：北京市发热门诊设置指南(2020版)；江苏:江苏省发热门诊建设标准；贵州:贵州省发热门诊设置指南(2020版)；上海:上海市发热门诊基本设置标准http://www.doc88.com/p-91173134688945.html；天津:https://www.the paper.cn/news Detail forward 5811711；河南: http://www.xinhuanet.com/health/2020-08/25/c1126408737.htm。

房间名称	数量	面积标准/m²	使用面积/m²		
候诊区	20人	1.5	30		
患者卫生间	2间	5	10		
诊室	3间	8	24		
药房	1间	15	15		
挂号收费	1间	10	10		
抢救室	1间	30	0		
输液室	1间	20	20		
综合检查、治疗、处置	2间	10	20		
隔离病房（含独立卫生间）	10间	18	180		
CT	1套	65	65		
采血室	1间	10	10		
检验室	1间	25	25		
咽拭子采集室	1间	10	10		
检验室含PCR实验室	1套	100	0		
消毒室	3间	5	15		
卫生通过	2套	20	40		
医护卫生间	2间	5	10		
库房	1间	10	10		
垃圾暂存	2间	5	10		
设备用房	2间	50	50		
医护值班	2间	10	20		
医生办公	1间	20	20		
使用面积汇总			594	使用系数	
建筑面积汇总			1080	0.55	基底面积小三层极端情况
			913.85	0.65	双廊双层
			742.5	0.8	单廊单层

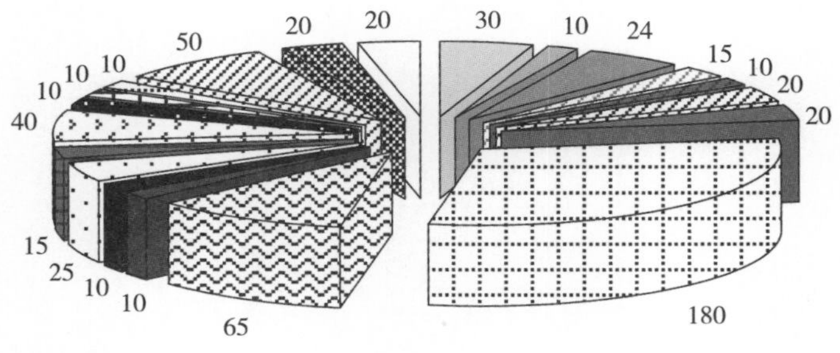

图1-2　二级医院发热门诊面积估算（单位：m²）

房间名称	数量	面积标准/m^2	使用面积/m^2			
候诊区	30人	1.5	45			
患者卫生间	2间	5	10			
诊室	4间	8	32			
药房	1间	15	15			
挂号收费	1间	10	10			
抢救室	1间	30	30			
输液室	1间	20	20			
综合检查、治疗、处置	2间	10	20			
隔离病房（含独立卫生间）	15间	18	270			
CT	1套	65	65			
采血室	1间	10	10			
检验室	1间	25	0			
咽拭子采集室	1间	10	10			
检验室含PCR实验室	1套	100	100			
消毒室	3间	5	15			
卫生通过	2套	20	40			
医护卫生间	2间	5	10			
库房	1间	10	10			
垃圾暂存	2间	5	10			
设备用房	2间	50	50			
医护值班	2间	10	20			
医生办公	1间	20	20			
使用面积汇总			812	使用系数		
建筑面积汇总			1476.36	0.55	基底面积小三层极端情况	
			1249.23	0.65	双廊双层	
			1015	0.8	单廊单层	

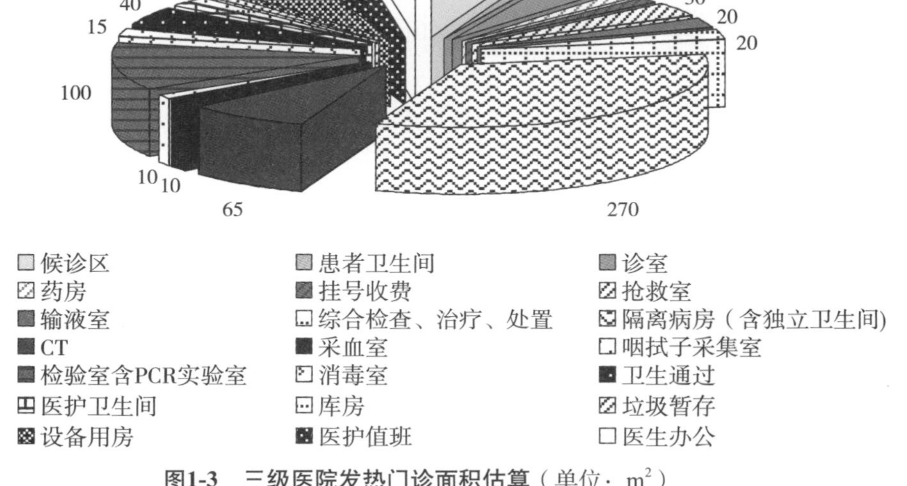

图1-3　三级医院发热门诊面积估算（单位：m^2）

4．面积标准和实际规模的差异

调研数据显示不同地区的发热门诊的配置和实际测算规模差别较大，既有发热门诊规模较小，通常在200m²左右，后期扩建和改建的发热门诊面积一般都大于400m²。截至2021年底，各地新建的发热门诊面积许多接近2000m²，而且有逐步扩大的趋势，某重点城市的发热门诊建设方案在800~3800m²范围，个别达到7000m²以上。三个城市部分发热门诊的设置和规模如图1-4~图1-6所示。

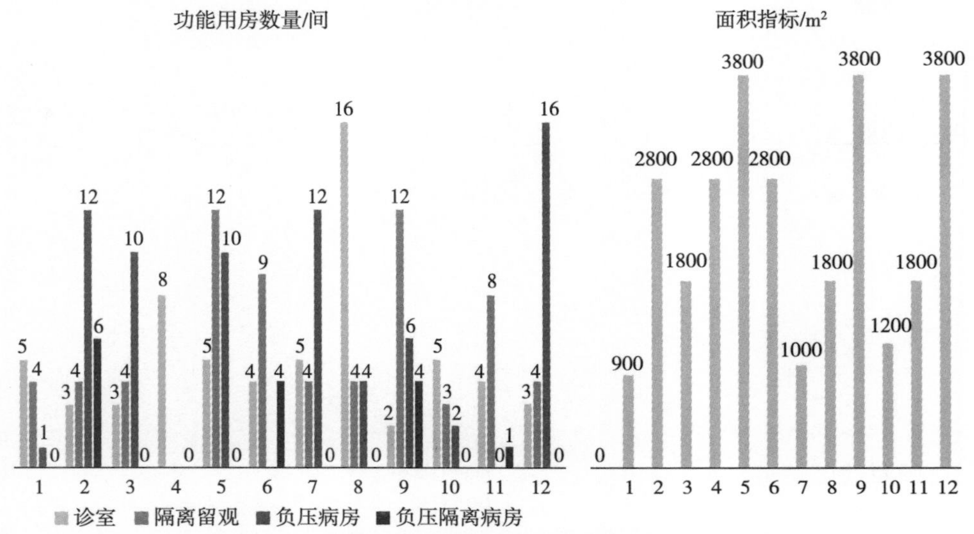

图1-4　A市发热门诊建设方案的配置和面积指标

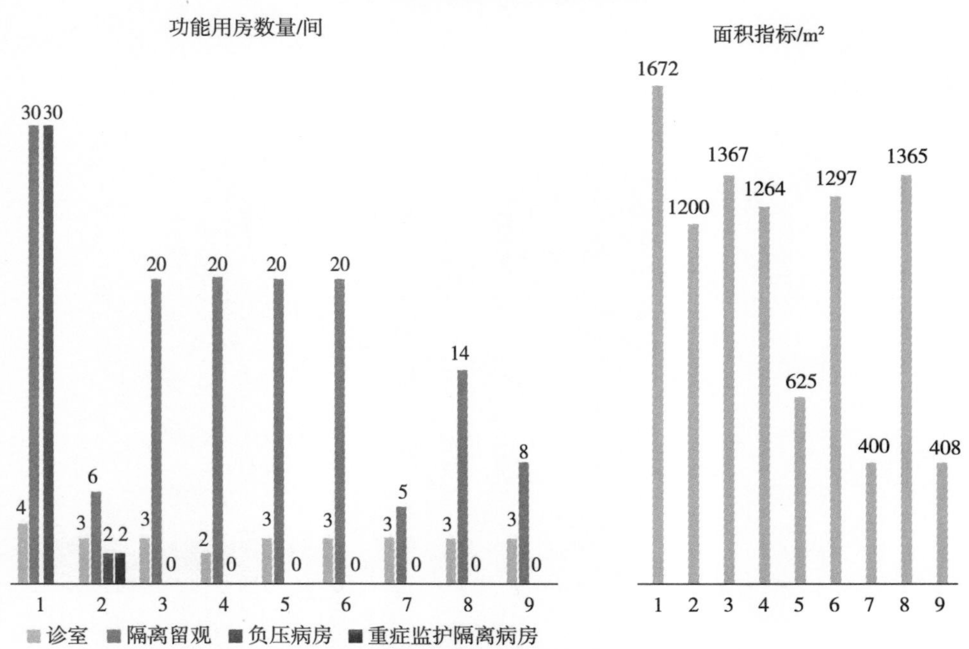

图1-5　B市发热门诊改扩建实际工程的配置和面积指标

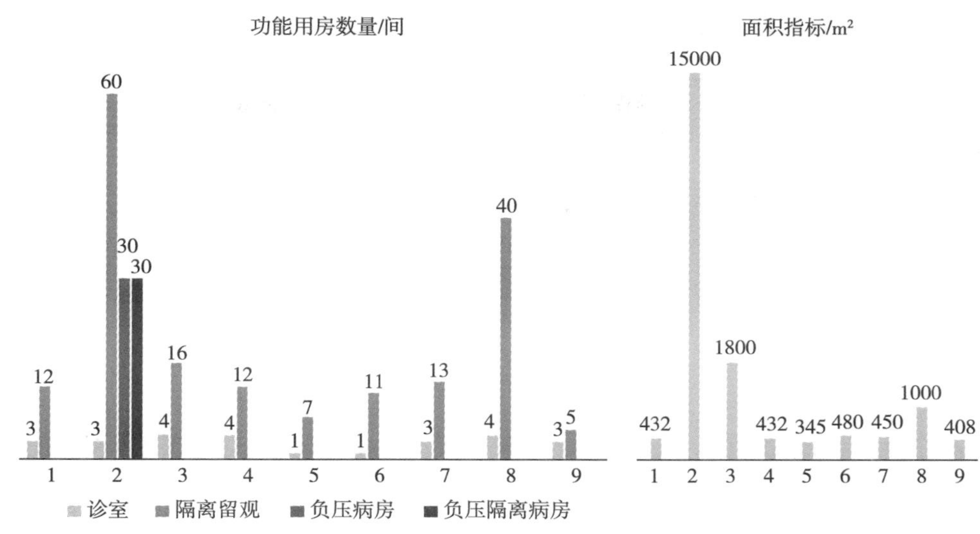

图1-6 C市发热门诊改扩建部分新建实际工程的配置和面积指标

5. 发热门诊建设规模分级

从国家和地方发热门诊的指导文件和在此类文件指导下发热门诊的建设规模看，发热门诊规模和医疗机构的分类分级的对应关系并不十分明显。发热门诊的规模是按照社区发热“哨点”、县级医院、地市级普通专科医院、地市级普通综合医院、承担疫情救治任务的定点医院、定点传染病专科医院、国家传染病区域医疗中心、国家传染病医学中心的对应的服务人口密度指标逐级上升的，那么发热门诊（哨点）设置标准也应是一个与此相对应的标准（图1-7）。发热门诊建设标准应该分级分类确定，并非一概而论，越大越好。

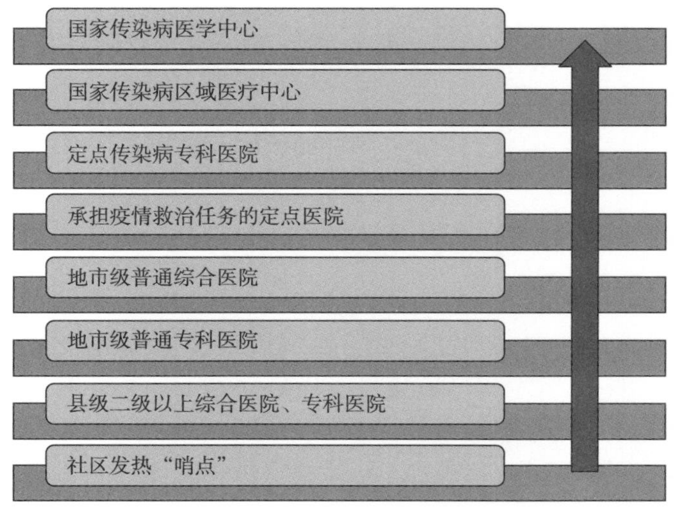

图1-7 发热门诊建设规模需求分级

设置在不同医疗机构的发热门诊对其应设置的医疗功能用房的数量、设施和人员的配置标准也应有所区分，如传染病医院、普通综合医院、儿童医院、妇产科专科医院等在配置上也应有所区分。同时还需要考虑传染病暴发的特点和地区差异因地制宜。

（二）发热门诊的设计标准

现有发热门诊主要参照《传染病医院建筑设计规范》（GB 50849—2014）、《综合医院建筑设计规范》（GB 51039—2014）、《医院隔离技术规范》（WS/T 311—2009）等标准进行设计，这些技术标准均对相关医院建设进行规定。

《传染病医院建筑设计规范》（GB 50849—2014）在5.2.4条中规定“门诊部应按肠道、肝炎、呼吸道门诊等不同传染病种分设不同门诊区域，并分科设置候诊室、诊室”。5.2.6条规定“接诊区、筛查区应单设医务人员卫生通过室”。5.3.2条规定“急诊部入口应设筛查区（间），并在急诊部入口毗邻处设置隔离观察病区或隔离病室”。在《综合医院建筑设计规范》（GB 51039—2014）中有关感染疾病门诊用房一节有两条，5.4.1条规定“消化道、呼吸道等感染疾病门诊均应自成一区，并单独设置出入口”。5.4.2条规定“感染门诊应根据具体情况设置分诊、接诊、挂号、收费、药房、检验、诊察、隔离、观察、治疗、医护人员更衣、缓冲、专用卫生间等功能用房”。工程建设类标准与发热门诊相关的条文只有以上原则性的规定。

卫生类标准《医院隔离技术规范》（WS/T 311—2009）对医院的隔离区域和房间有一些较为详细的要求，提出“三区两通道”的基本概念。直接提到发热门诊相关的条文也是原则性规定，第5.6.1.3条规定“感染疾病科门诊应符合国家有关规定”。5.6.2.1条规定“普通门诊、儿科门诊、感染疾病科门诊宜分开挂号、候诊”。5.6.2.3条规定“建立预检分诊制度，发现传染病患者或疑似传染病患者，应到专用隔离诊室或引导至感染疾病科门诊诊治，可能污染的区域应及时消毒”。

从以上这些标准可以看出，对于发热门诊建筑来说，条文设置都是相对分散的，缺乏系统性和完整性，具体条文都是原则性的，缺少针对性和可操作性，由于发热门诊在流程、空间尺寸、技术要求与传染病医院和普通医院并不完全一致，不便直接引用以上标准，专门针对发热门诊的建筑设计标准理应被提上制定日程。

在2020年2月29日，中国建筑标准设计研究院和天津市建筑设计院联合编制出版发行了国家标准标图集《应急发热门诊设计示例（一）》（20Z001-1）。该图集提供了应急发热门诊建筑的选址、场地设计、建筑功能布局、机电系统等全面技术要求，为发热门诊的设计和建造提供系统全面的参考依据，是第一部与“发热门诊”直接关联的国家标准图集。

1. 相关工程建设领域国家及行业标准：

《医疗机构水污染物排放标准》（GB 18466—2005）
《建筑结构荷载规范》（GB 50009—2012）
《建筑给水排水设计标准》（GB 50015—2019）
《建筑设计防火规范》（2018年版）（GB 50016—2014）
《氧气站设计规范》（GB 50030—2013）
《钢结构工程施工质量验收规范》（GB 50205—2020）
《建筑内部装修设计防火规范》（GB 50222—2017）
《民用建筑工程室内环境污染控制标准》（GB 50325—2020）
《生物安全实验室建筑技术规范》（GB 50346—2011）
《医用气体工程技术规范》（GB 50751—2012）
《无障碍设计规范》（GB 50763—2012）
《传染病医院建筑设计规范》（GB 50849—2014）
《综合医院建筑设计规范》（GB 51039—2014）
《灾区过渡安置点防火标准》（GB 51324—2019）
《医用及航空呼吸用氧》（GB/T 8982—2009）
《放射诊断放射防护要求》（GBZ 130—2020）
《拆装式轻钢结构活动房》（GB/T 29740—2013）
《公共建筑标识系统技术规范》（GB/T 51223—2017）
《节水型生活用水器具》（CJ/T 164—2014）
《医院污水处理工程技术规范》（HJ 2029—2013）
《医疗建筑电气设计规范》（JGJ 312—2013）
《金属面夹芯板应用技术标准》（JGJ/T 453—2019）
《轻型模块化钢结构组合房屋技术标准》（JGJ/T 466—2019）
《医用中心吸引系统通用技术条件》（YY/T 0186—1994）
《医用中心供氧系统通用技术条件》（YY/T 0187—1994）

2. 相关卫生健康领域行业标准：

《医院隔离技术规范》（WS/T 311—2023）
《医院感染监测规范》（WS/T 312 —2009）

《医疗机构消毒技术规范》（WS/T 367—2012）

《医院空气净化管理规范》（WS/T 368—2012）

《经空气传播疾病医院感染预防与控制规范》（WS/T 511—2016）

《医疗机构门急诊医院感染管理规范》（WS/T 591—2018）

（三）发热门诊建筑的部分概念

虽然国家发布了发热门诊的相关指导文件，各地也陆续出台了发热门诊地方设置标准。各地发热门诊建设方案由卫生主管部门组织院感专家依照国家和当地的相关文件进行审核，但目前各地的执行尺度和相关概念的理解依然存在一定差异，有些发热门诊的建筑设计与医院感染控制要求有所脱节，对发热门诊建设造成一定的影响。如三区两通道问题，潜在污染区的功能设置和卫生通过问题，自然通风和机械通风问题等，这些概念在不同的标准中内涵也不尽相同。以下是不同标准对相关概念的解释：

1. 三区两通道

《医院隔离技术规范》（WS/T 311—2009）5.2.2条对呼吸道传染病区的建筑布局提出了“应设在医院相对独立区域，分为清洁区、潜在污染区和污染区，设立两通道和三区之间的缓冲间”等要求。两通道：即医护人员通道、患者通道。

1）清洁区（Clean Area）。

释义1：进行呼吸道传染病诊治的区域中不易受到患者血液、体液和病原微生物等物质污染及传染病患者和疑似传染病患者不应进入的区域。㊀

释义2：医务人员开展医疗工作前后居住、停留的宿舍区域。

清洁区设有医务人员出入口、医务人员的更衣室、值班休息室、卫生间、淋浴间、清洁库房、配餐室等。

2）潜在污染区（Potentially Contaminated Area）。

释义1：进行呼吸道传染病诊治的区域中位于清洁区与污染区之间，有可能被患者血液、体液和病原微生物等物质污染的区域。㊀

释义2：毗连污染区，存有潜在病原微生物污染可能的区域。㊁

3）污染区（Contaminated Area）。

释义1：进行呼吸道传染病诊治的区域中传染病患者和疑似传染病患者接受诊

㊀《医院隔离技术规范》（WS/T 311—2009）。

㊁《医院负压隔离病房环境控制要求》（GB/T 35428—2017）。

疗的区域，包括被其血液、体液、分泌物、排泄物污染物品暂存和处理的场所。㊀

释义2：医护人员穿上防护服后进入的直接对患者进行诊疗的区域，以及有患者进入的有病毒污染的区域。

污染区：患者入口区、候诊区、诊室、隔离观察室、CT/DR室、检验室、超声室、输液室、处置室、抢救室、污物间、患者卫生间等。

5）两通道（Two Passages）。

进行传染病诊治的建筑中的医务人员通道和患者通道，医务人员通道、出入口设在清洁区一端，患者通道、出入口设在污染区一端。㊀

在发热门诊布局中，对医务人员通道简单的理解应该是医护人员工作区域进入污染区之前的通道都属于医务人员通道，而患者通道并非专供患者使用的通道，医务人员穿好个人防护用品后进入污染区时是和患者共用通道。对于两通道不同的理解方式使发热门诊的建筑布局呈现出不同的模式，具体可结合实际案例调研结果进行分析。

2. 缓冲间与卫生通过

1）缓冲间（Buffer Room）。

释义1：进行呼吸道传染病诊治的病区中清洁区与潜在污染区之间、潜在污染区与污染区之间设立的两侧均有门的小室，为医务人员的准备间。㊀

释义2：设置在清洁区与潜在污染区之间、潜在污染区与污染区之间的具有送机械通风措施的密闭室，双侧开门，其门具有互锁功能，不能同时处于开启状态。㊁

释义3：清洁区、半污染区、污染区等相邻空间之间的有组织气流并形成卫生安全屏障的间隔小室。

2）卫生通过（Hygiene Passing Through）。

释义：连通不同卫生安全等级之间的空间，通过更衣、淋浴、换鞋、洗手等卫生处理的通过式空间。

清洁区和污染区的定义和内涵基本是统一的；从医学角度来看，《医院隔离技术规范》的解释更适用于医院里的三区划分，不会引起歧义。半污染区和潜在污染区，缓冲区随着其所在技术领域、使用性质、布局方式的不同内涵会发生相应变化。“半污染区”更多用于工程领域和通俗词汇。“潜在污染区”是卫生领域的定义，科学性更强。潜在污染区范围随着发热门诊布局方式和功能设置不同

㊀《医院隔离技术规范》（WS/T 311—2009）。

㊁《医院负压隔离病房环境控制要求》（GB/T 35428—2017）。

而发生变化。

在发热门诊的布局中将“卫生通过和缓冲区”混为一谈是不够准确的。“缓冲间”真正的通风专业术语应该是“气流组织的密闭小室”，用于不同的领域时其要求同，采取的技术手段也不同，作为“医护人员准备间”属于使用功能的拓展。事实上“卫生通过”是强调“不同卫生等级之间的”医护人员完成由一些系列更衣、淋浴、换鞋、洗手等卫生处理活动的房间组成，当卫生通过室作为气流组织作用的空间时才能被称为“缓冲间”。

3. 自然通风与机械通风

通风（Ventilation）。采用自然或机械的方法，对室内空间进行换气，以达到卫生、舒适、安全的室内环境。

自然通风是通过相对外墙上可开启的门窗形成对流，或者相邻转角外门窗之间形成对流，通风效果和室外风向、风速、门窗洞口的位置、开窗面积和开窗时间都有密切关系，发热门诊的房间只有单向外窗和没有外窗的情况，特别是隔离留观病房要求门窗是关闭的，不能达到自然通风效果。发热门诊要求自然通风，在过渡季节和气温适合的条件下，风速风向适宜的情况下，能够改善室内环境舒适度，部分改善室内空气质量、降低病毒和污染物浓度。但是自然通风受气候条件、建筑布局和人为因素影响，无法控制换气次数、通风量和室内的气流方向，无法确切地保证通风室内的卫生质量，在炎热和寒冷季节无法开窗的情况下，自然通风就更谈不上了，还是需要采用机械通风的方式保证空气质量和空气流向。

4. 国际相关疫情筛查设施的指南

在互联网查询国际上公开发表的相关疫情筛查设施的指南与资讯中，对我国发热门诊类似的筛查设施导则最有指导意义的是世界卫生组织（WHO）发布的在医疗机构中建立和管理严重急性呼吸道感染（SARI）治疗中心和严重急性呼吸道感染（SARI）筛查设施的实用手册——《严重急性呼吸道感染治疗中心》手册，该手册对严重急性呼吸道感染（SARI）治疗中心和严重急性呼吸道感染（SARI）筛查设施的选址、布局、感染防控（简称感控）、防护、通风、给水排水、电气等设备，节能，造价全覆盖。筛查设施的功能设置医疗流程和我国基本类似，在定性要求和定量数据方面（如等候空间单元尺寸、诊室医护人员和患者的距离、留观室位置和尺寸、转运出口等）规定得极为详尽，对自然通风、机械通风、混合通风方式有科学的计算公式和数据要求，我国的医疗相关标准这方面的阐述略有不足，《严重急性呼吸道感染治疗中心》手册对我国的同类筛查设施设计具有一定的参考价值。

二、发热门诊基础设施建设和管理层面的问题

在对发热门诊政策法规和标准研究的基础上对发热门诊进行实地调研、访谈、研讨交流、专家咨询及应用案例剖析的研究，收集国内外资讯以及各专业的技术信息。聚焦发热门诊安全使用和可持续运行的关键要素，针对典型案例进行问题分析总结。

（一）调研对象与调研类型

1）发热门诊工作人员、设计单位、医院基建人员、院感专家、发热门诊的就诊患者。

2）综合医院、专科医院的发热门诊案例（新建、改建、应急临时）。调研的样本数量实际案例43个。

3）对湖北省的9个三级、二级医院（包括综合医院和专科医院）的发热门诊进行深入实地集中调研和访谈。

4）分别参与了天津、北京、内蒙古、甘肃、陕西、河北、广东等地的共31个发热门诊设计和资料调研。

（二）发热门诊实际案例调研

对发热门诊实际案例调研主要关注各地新建、改建、扩建和既有的发热门诊建筑在选址、场地布局、医疗流程、建筑功能分区、功能空间尺度、建筑通风、建筑给水排水、智能化、医废处理、院感管理模式、患者就诊行为引导、医护人员行为规范、应急保障措施、消防等方面的经验和问题，以下分专业对相关问题进行梳理。

1. 建筑

1）发热门诊和所属医院的预检分诊制度和发热门诊的位置、就诊识别性的关系。

2）发热门诊与其他建筑的间距，所在场地有无独立出入口和转运、扩建场地。

3）发热门诊疫情时期和平时使用情况，门诊量分别是多少？

4）发热门诊的空间适用性和院感管理需求。

①候诊空间（独立空间、走廊、室外）。

②诊室数量、面积及位置（是否自然通风）。

③隔离留观室数量和隔离条件。

④医技诊断空间（药房、检验、核酸检测）和设备条件（DR/CT/PCR）等。

5）发热门诊满足三区两通道的要求中患者外走廊设置的必要性；半污染区的范围和内容。

6）临时建筑与消防、综合医院、无障碍、节能、绿色、抗震等相关规范协调问题。

2. 结构

1）调查研究适用于应急发热门诊建筑的轻型装配式建筑结构。

2）调查研究轻型模块化钢结构组合房屋的相关产品技术要求。

3）调查研究轻型钢结构的耐久性设计要求，以及在恶劣天气下的维护要求。

3. 给水排水

1）给水系统防水质污染问题。

2）热水系统设置情况。

3）直饮水设置情况。

4）防止有害气体进入室内措施，通气系统、防水封破坏措施。通气系统消毒、污水处理和消毒措施。

5）排水系统防堵塞设计。设计流量、坡度、地漏网框、检查口、清扫口的设置要求。

6）室外排水检查井、化粪池、提升装置、消毒装置、接触池（罐）等设施的技术要求。

7）临时建筑管道支吊架的生根问题和穿墙部位的封堵措施。

8）医疗废弃物暂存间是否不得设置上下水？

9）给水排水系统管道材质、接口、外防腐要求。

10）应急发热门诊卫生间设计要求。

11）消防系统的设置情况：自动喷水灭火系统、消火栓、移动灭火器。

12）平疫转换时，给水排水专业的预留条件。

4. 供暖通风空调

1）机械通风与空调设置情况。

2）负压和负压隔离病房的设置情况。

5. 电气和智能化

1）应急电源的负荷等级要求和相关标准的协调。

2）火灾自动报警及消防联动控制系统是否纳入弱电智能化系统范畴？

3）发热门诊的信息系统设施包括哪些？如：计算机网络系统、综合布线系统、室内移动通信覆盖系统、有线电视系统、信息显示系统。

4）建筑设备监控系统与水暖电的监控界面和接口。监视负压病房的空调设备，监视污染区、半污染区的压差，与负压病房相邻、相通的缓冲走廊压差数值。监视器安装的位置，有无声光报警，系统集成，手机监控技术？

5）安全防范系统，包含视频监控系统、门禁控制系统、入侵系统、停车场管理、巡更系统。视频监控系统，哪些区域设置摄像头？门禁控制系统，污染区与清洁区的过渡区，是否设置控制？采用什么识别技术？入侵系统，哪些区域设置紧急报警按钮？系统的电源保障。

6）呼叫系统即医护对讲系统的设置标准，病房视频监视及探视系统是否设置？

6. 医用气体：氧气供应情况

7. 消防：应急临时建筑消防设计要求

（三）发热门诊的选址与部分政策文件要求存在差异

1. 发热门诊的形式与位置

《发热门诊设置管理规范》对发热门诊的选址要求为“发热门诊应设置于医疗机构独立区域的独立建筑内，标识醒目，具备独立出入口。医院门口、门诊大厅和院区内相关区域要设立醒目的指示标识，内容包括发热门诊方位、行走线路、接诊范围及注意事项等。发热门诊硬件设施要符合呼吸道传染病防控要求，与普通门（急）诊及医院其他区域间设置严密的硬隔离设施，不共用通道，通道之间不交叉，人流、物流、空气流严格物理隔离。新建发热门诊外墙与周围建筑或公共活动场所间距不小于 20m”。

根据调研现有发热门诊的建筑布局形式呈以下四种形式：

1）院区内独立区域的独立建筑，包括应急建造的临时建筑。

2）附属于医院感染疾病科的独立区域。

3）附属于门（急）诊楼内的独立区域。

4）附属于医院其他用房内的独立区域。具体情况见表1-5。

表1-5 参与调研的发热门诊位置与间距统计

选址 地区	独立建筑 间距满足 20m		感染楼合建与其他建 筑间距满足 20m		门（急） 诊楼合建	与其他用 房合建	地区 合计
	是	否	是	否			
北京市	6	4			2	1	13
天津市	4	4				1	9
湖北省	2	2	1			4	9
其他地区	3	1	1	5	1	1	12
合计	15	11	2	5	3	7	43
满足 20m 距离的占比	34.88%	25.58%	4.65%	11.63%	6.98%	16.28%	100%
类型占比	60.46%		16.28%		6.98%	16.28%	100%

截止到2021年底，参与调研的既有发热门诊独立建筑的比例达到60%以上，与医疗机构内其他建筑合建的发热门诊接近40%，和其他建筑合建做到了位于建筑的一个端部并进行严格的物理分隔措施。

在建筑间距方面，与其他建筑（包括医疗机构以内建筑和医疗机构以外的建筑）满足20m间距的发热门诊比例仅约为35%，其中的90%以上属于新建发热门诊或包括发热门诊在内的独立感染楼。本次调研中的发热门诊和其他建筑的间距达不到20m的数量达到了约65%，多数老院区的发热门诊受场地条件限制，很难保证与其他建筑20m间距的要求。有些发热门诊与院外居民住宅仅一墙之隔。既有医疗机构中发热门诊与其他建筑间距成为其选址的难题之一（图1-8）。

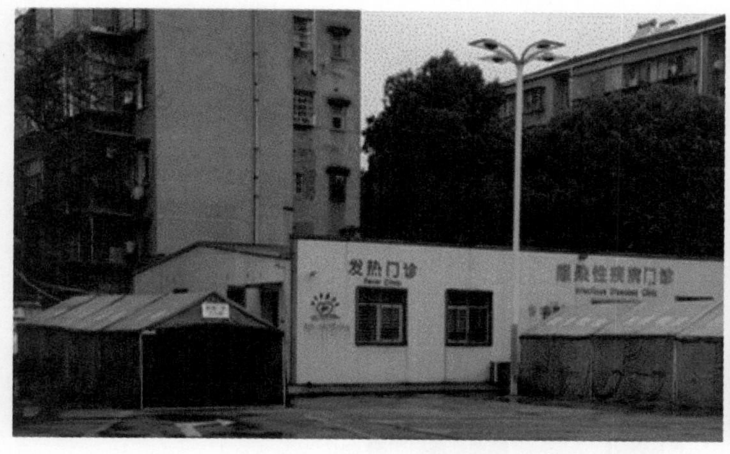

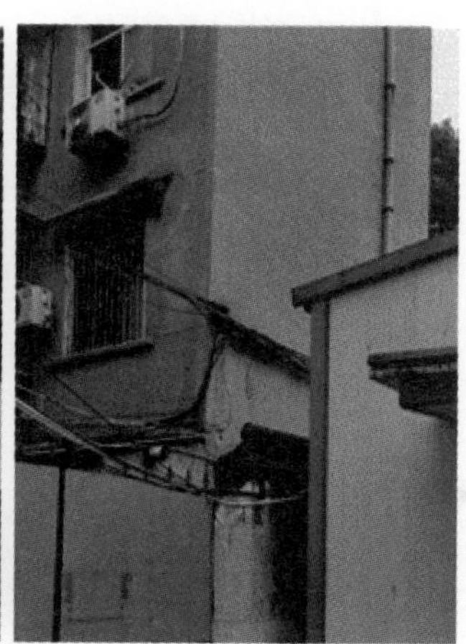

图1-8 某发热门诊和周边建筑的关系

20m的卫生间距的要求出自于《传染病医院建设标准》（建标 173—2016）第二十条第七款选址与规划布局中要求“在综合医院内设置独立传染病区时，传染病区与医院其他医疗用房的卫生间距应大于或等于20m。传染病区宜设有相对独立的出入口”。《传染病医院建筑设计规范》（GB 50849—2014）中的强制性条文4.1.3条规定“新建传染病医院选址，以及现有传染病医院改建和扩建及传染病区建设时，医疗用建筑物与院外周边建筑应设置大于或等于20m绿化隔离卫生间距”。在该条的条文说明中指出20m的依据是根据中国建筑科学院的研究分析。与周边建筑的安全防护间距，依据1957年标准依据CDC的环境监测报告，在排风口设置高效过滤器的条件下，16m的有效距离可以满足环境卫生安全要求。

对发热门诊和其他医疗用房或院外建筑是否要求20m间距，单纯的发热门诊是否等同于传染病医院或传染病区必须按照综合医院的传染病区设计，仍是人们争议的焦点。有些地区执行新建发热门诊和其他建筑的间距的必须保证20m管控非常严格，否则不能批准建设，更不能通过验收，新建发热门诊必须按照完全独立于其他建筑（包括感染疾病科）之外的独立建筑进行设计施工。发热门诊和其他建筑保证20m间距要求是否被正式写入法规，还需要更为审慎的科学依据来证实。我们知道，发热门诊建筑布局是按照“三区”划分的，即“清洁区、潜在污染区和污染区”。那么客观地说，卫生间距应该从可能存在卫生安全隐患的区域即“污染区和潜在污染区”的位置计算，更确切的计算方式应该是从污染区和潜在污染区的可开启外窗位置以及这两个区域的排风口位置算起。这个计算方式可参照由中国建筑科学研究院主编，中国疾病控制中心、中国医学科学院参编的《生物安全实验室建筑技术规范》（GB 50346—2011）的第4.1.1条中的条文说明“本条对生物安全实验室的平面位置和选址作出了规定。三级生物安全实验室与公共场所和居住建筑距离的确定，是根据污染物扩散并稀释的距离计算得来。本条款对三级生物安全实验室具体要求由原规范‘距离公共场所和居住建筑至少20m’改为本规范‘防护区室外排风口与公共场所和居住建筑的水平距离不应小于20m’，即满足了生物安全的要求，便于一些改造项目的实施”。

既有发热门诊大多是在原有院区内设立而成的。我国综合医院，特别是城市中心区的医院受城市发展空间和历史条件限制，在整体规划方面，缺少可持续的发展空间规划，无论自身的场地空间、建筑规模和建筑布局都无法应对日益增加的普通患者的就诊需求，城市中心区的既有医院的建设和扩展扩建都存在见缝插针的情况，那么对于发热门诊既要独立区域相对隔离，又要和其他建筑保持一定的距离，这样的一个院内高感染风险的个体建筑来说，更难有一席之地。大多数发热门诊都是利用医院相对独立的既有建筑改造而成，如总务楼、病案楼、体检中心、孕妇学校等，基础条件参差不齐，场地、空间、设施流程受限在所难免，建筑规模、建筑布局、后勤保障设施和患者转运、医疗废弃物处理等都存在一定的缺陷，已不能完全满足新要求。

2. 发热门诊位置的可识别性与患者行走路径

经此调研案例中88%的发热门诊选址临近门（急）诊或医院主要出入口，可识别性较强。

发热门诊位置和布局与预检分诊制度和患者的行为方式有密切关联。一些发热患者习惯于直接去急诊或门诊就诊，如果发热门诊的位置在距离医院主入口或门（急）诊部不远的视线可及范围将有利于院前发现发热患者并有效引导发热患者前往发热门诊就诊，让发热患者在可控的区域活动，可以减少患者穿行院区的概率。

部分发热门诊被“塞”在医院的某处“隐秘的角落”，远离患者初始的就诊入口，可识别性差。加上指示标识不清楚不规范，患者在担心自己患病的情急之下对标识的理解程度大打折扣，在发热患者不熟悉医院的情况下，没有专人引导直接找到发热门诊还是有一定难度。另外，发热门诊不具备全流程“筛查闭环”的功能设置时，在发热门诊就诊的发热患者需要自行寻找位于发热门诊之外另一个几百米以外的门（急）诊的影像科去做CT检查，在完全陌生的医院环境中再次随意穿行，甚至出现误入医院其他建筑内部的情况，穿行过程中由于标识不清楚或者看不懂标识需要不断地询问院内的医护人员，一定程度上增加了交叉感染的隐患。由于各医院管理制度的严格程度不尽相同，有些医院院前缺少预检分诊专业人员，由一些安保人员代替，体温检测流于形式，可能出现发热漏检情况。

3. 发热门诊的室外场地与出入口

调研中发现发热门诊设有直接对外的出入口的占83.7%（表1-6），便于及时转运疑似或确诊患者，避免了转运车辆在院区通行，干扰普通患者的正常医疗秩序。但是出于管理成本考虑，一些医院发热门诊的独立对外出口多数处于关闭状态。

表1-6　发热门诊场地与出入口情况统计

场地地区及数量 / 个	独立出入口		转运与扩建场地		识别性	
	有	无	有	无	好	不好
北京市 13 个	12	1	5	8	12	1
天津市 9 个	7	2	6	3	8	1
湖北省 9 个	6	3	3	6	7	2
其他地区 12 个	11	1	1	11	11	1
合计 43 个	36	7	15	28	38	5
占比	83.7%	16.27%	34.88%	65.12%	88.37%	11.6%

位于城市中心区域的发热门诊具备应急扩建和转运场地的比例相对较低，仅为34.88%。多数需要占用院外的市政人行道作为场地，发热门诊的核酸采样、CT方舱，甚至候诊区、留观区均在“占道运营”，这些“违章”临时建筑面积设置超过了发热门诊自身原有的建筑面积。

4. 发热门诊的建筑布局模式

参与调研的发热门诊布局模式有两种，常用模式一是半污染区医护走道和污染区患者走道分设模式（图1-9、图1-10），常用模式二是在污染区医患合用走道模式（图1-11）。采用发热门诊诊疗区护理走道和患者走道合用时，潜在污染区就会前置到更衣缓冲区或准备间的位置。部分潜在污染区的范围就变成了扩大的污染区范围。

（1）分设走道模式——医护走道和污染区患者走道分开设置　分设走道模式的流线相对复杂，诊室和隔离留观室的门设有分别开向患者走道和医护走道的两个门。医护人员进入流线为穿好个人防护用品后进入潜在污染区医护走道之后再进入污染区，医护人员完成工作后从污染区退回流线不能走回头路。因为独立患者走道增加了交通面积，交通面积约占45%，建筑使用率较低约占55%，患者走道形成护士站视觉盲区，需要增加视频监测系统。诊室和隔离留观病房朝向患者走道没有直接对外的自然通风和天然采光条件。在隔离病房数量较多，有独立隔离病区的发热门诊，护理走道和患者走道、病房分属于潜在污染区和污染区，有些隔离留观病房按负压病房要求设置，所以在两区之间设置缓冲间或双门闭锁式传递窗，承担气流组织和卫生防护功能，护理走道内的医护人员非必要不用直接接触患者。同时患者外走廊为疑似患者转运提供了独立方便的转运通道。

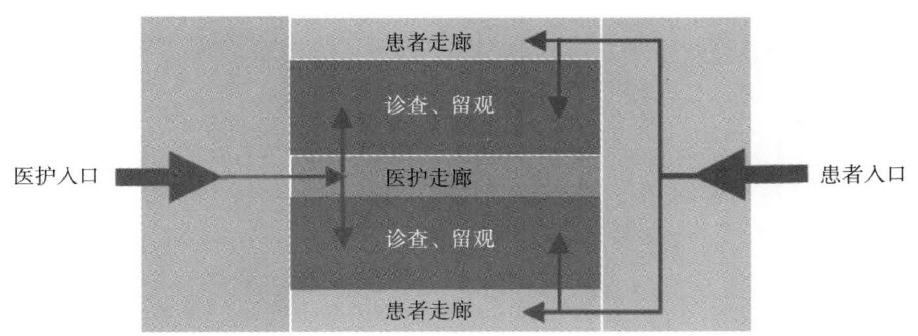

图1-9　分设走道模式示意图

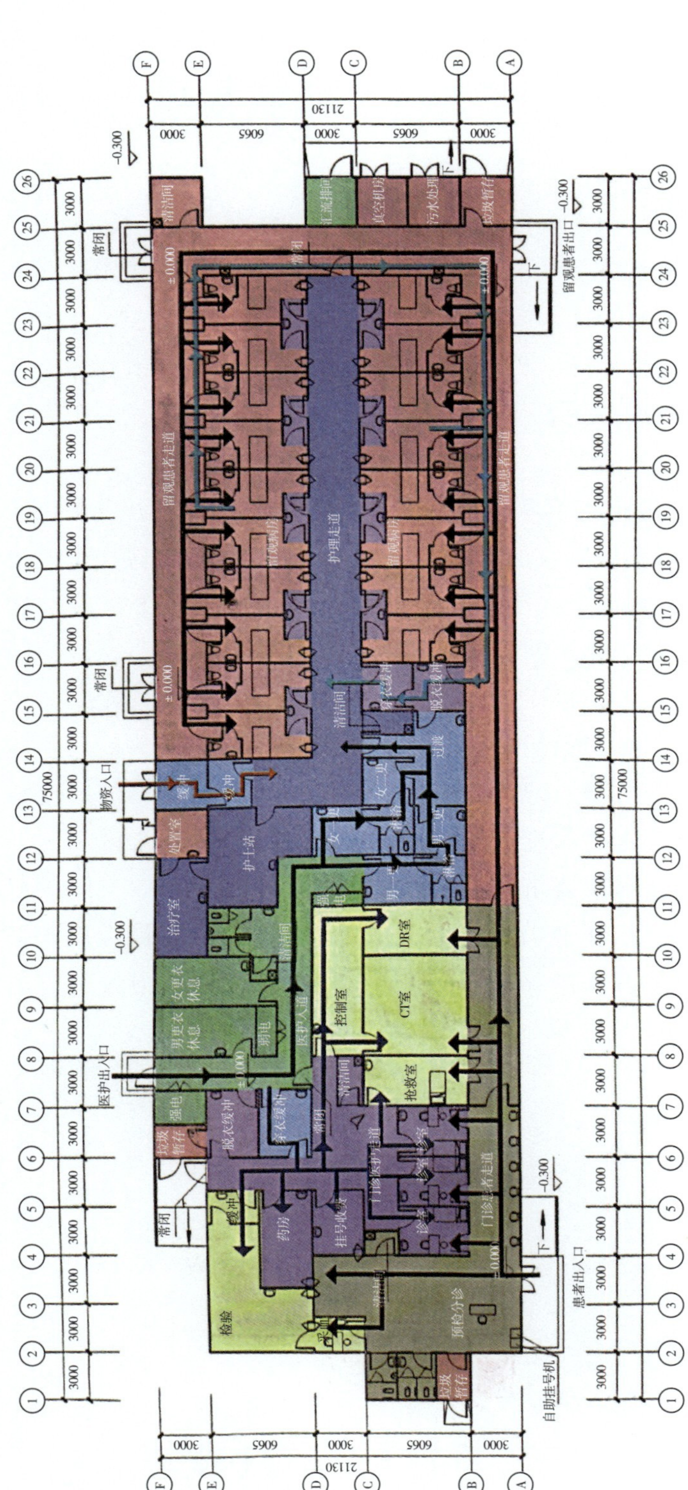

图1-10　分设走道的发热门诊国家标准示例图

（图片选自国家标准图集20Z001-1《应急发热门诊设计示例（一）》）

（2）污染区合用走道模式　有些发热门诊的建设，在满足医院感染控制要求的前提下，由于受建设场地、建设周期、建设规模的限制，为节省建筑空间以及尽量保证主要业务用房自然通风需求而不设患者外走廊。每间诊室和隔离留观室分别只需设一个开向污染区合用走道的门。这种布局模式的发热门诊流线相对简单，医护人员穿好个人防护用品后通过缓冲区进入污染区与患者合用走道。潜在污染区不设专门的护理走道而面积减少。相对节省交通面积，交通面积约占33.7%，建筑使用率较高约占66%，多数诊室和隔离留观室可以具备直接对外的自然通风和天然采光条件。合用的患者走道视线通畅，减少了的护士的观察盲区。

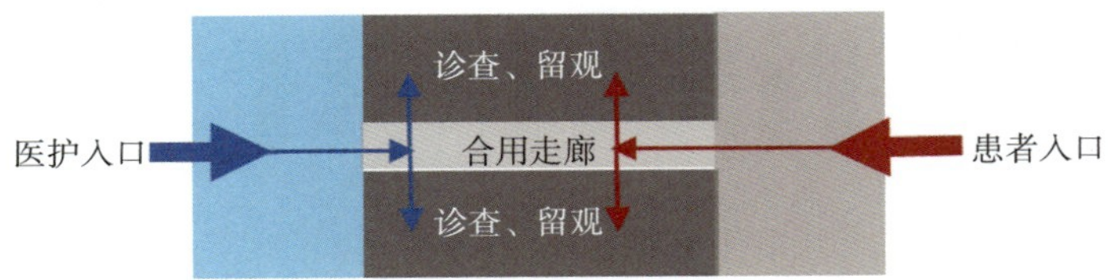

图1-11　合用走道模式

有些发热门诊规模较小，诊室区和隔离留观区设在一个区域内，有些规模较大的发热门诊诊室区和隔离留观区在一栋建筑内分区域或分楼层布置，也有少数的发热门诊隔离留观区单独设置在其他建筑内的独立区域。在对发热门诊布局模式进行调研时，分别对不同地区的43个发热门诊的诊室区和隔离留观区进行了统计，见表1-7，图1-12、图1-13。

表1-7　部分地区发热门诊布局模式

	常用模式一：分设走道		常用模式二：合用走道		发热门诊合计
	诊室区	隔离留观区	诊室区	隔离留观区	
北京市	6	10	7	3	13
天津市	5	6	4	3	9
湖北省	3	3	6	6	9
其他地区	7	7	5	5	12
合计	21	26	22	17	43
占比	48.84%	60.47%	51.16%	39.53%	

表1-7中显示在诊室区分设走道与合用走道的两种布局方式所占的比例基本接近，分设走道的占48.84%，合用走道的占51.16%；隔离留观区分设走道的比例较高，达到60.47%，合用走道的布局相对较低，占39.53%。图1-12和图1-13分别对不同地区的发热门诊诊室区和隔离留观区布局方式进行比较，显示不同地区在诊室区和隔离留观区占主导的布局方式。以上两种模式应根据本地区本院具体情

况，综合考虑发热门诊具体的定位、院感管理、用地面积、投资情况等因素，因地制宜，客观布局方式和主观感控管理相辅相成。

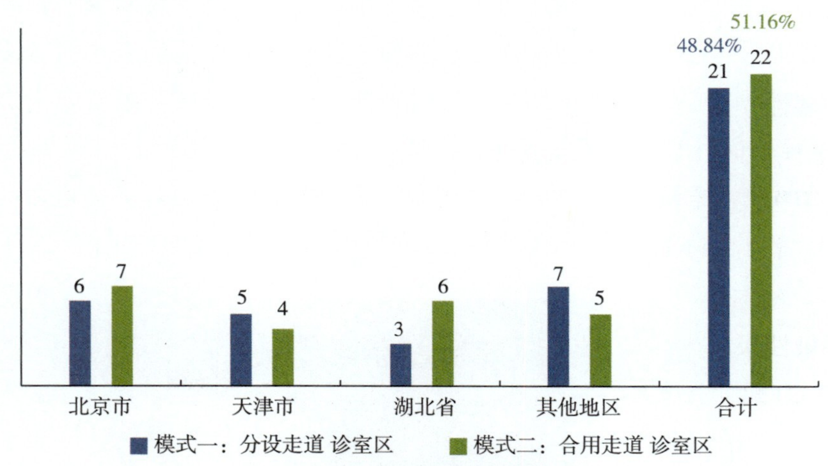

图1-12　诊室区的布局方式比例

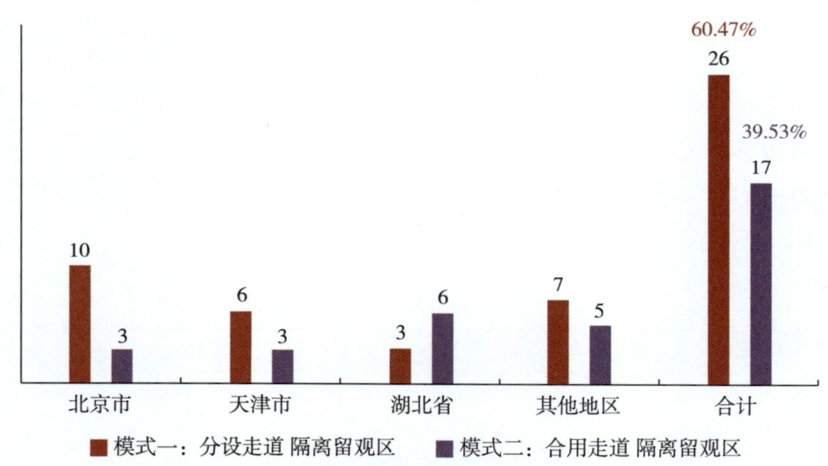

图1-13　隔离留观区的布局方式比例

5. 发热门诊的功能与建筑空间布局

《关于完善发热门诊和医疗机构感染防控工作的通知》（国卫办医函〔2020〕507号）提出了布局和功能用房设置要求："发热门诊应当满足'三区两通道'设置要求。清洁区主要包括医护休息区，应当有独立的出入口；缓冲区主要包括污染防护用品的脱卸区，可设置消毒物资储备库房或治疗准备室；污染区主要包括独立的挂号、收费、药房、候诊、诊室、治疗室、抢救室、输液观察室、标本采集室、隔离观察室、检验科、放射科、卫生间、污物间等医疗功能区"。

各相关政策文件对发热门诊的功能房间和数量的要求如下：

（1）诊室、隔离留观区、PCR 核酸检测实验室　诊室应当设置3间以上（包括成人诊室、儿童诊室、备用诊室）；卫生间应当为发热门诊患者专用，隔离留观病区（房）要独立设置卫生间。发热门诊的各类功能用房应当具备良好的灵活性和可扩展性。

（2）候诊区、处置室和抢救室　《关于二级以上综合医院感染性疾病建设的通知》（卫医发〔2004〕292号）要求："二级综合医院感染性疾病科门诊应设置独立的挂号收费室、呼吸道（发热）和肠道疾病患者的各自候诊区和诊室、治疗室、隔离观察室、检验室、放射检查室、药房（或药柜）、专用卫生间；三级综合医院感染性疾病科门诊还应设置处置室和抢救室等"。

（3）CT配置　CT检查结果已纳入诊断标准，建议有条件的宜设置CT。

6. 调研中发热门诊存在的问题

（1）部分发热门诊三区之间（不同卫生等级的区域之间）缺少缓冲区，三区之间物理分隔物（门）的密闭性不足　发热门诊在清洁区、潜在污染区、污染区的三区划分上符合院感基本要求，能够做到医患分流、洁污分流。但三区之间的缓冲界面不清楚，缺少必要的缓冲区或缓冲设施。有些相邻的两区之间缺少物理分隔，仅用地面画线的方式进行视线分隔，有的物理分隔采用密闭性不达标的无框玻璃地弹簧门，门和地面、墙体之间的缝隙较大，不能起到阻挡病毒空气传播的作用。

（2）清洁区面积和卫生通过空间配置不足，医护人员进入和退出污染区的流程有交叉　清洁区使用面积、空间尺寸和设施不足。缺少医护人员必要的更衣室、清洁物品存放库房、休息室、值班室、示教室、卫生间、淋浴卫生设施等。卫生通过空间狭窄，空间尺度不能满足医护人员完成穿戴和脱卸个人防护用品的基本操作的人体工学要求。穿衣间要求设置监督席位，有条件的应设视频监控和对讲设施，目的在于监督医护人员穿戴和脱卸个人防护用品的规范性，减少职业暴露风险，穿衣间内需要设置防护用品置物架、穿衣镜、手卫生设施等，对空间尺寸都有相应要求（图1-14）。

穿衣间在疫情时投入人力较多，医护人员可能需要集中穿戴防护用品，需要穿衣间空间相对宽敞。脱衣间除了医护人员脱衣需要的基本活动空间外还需要放置收集脱卸下来防护服隔离衣等物品的污衣桶和手卫生设施。有些发热门诊的穿衣间、脱衣间被压缩到仅剩一条走廊的宽度，因宽度不足导致缓冲间两扇门直接相对，容易引起空气对流增加感染隐患，门的净宽不能满足消防疏散对门净宽的要求。

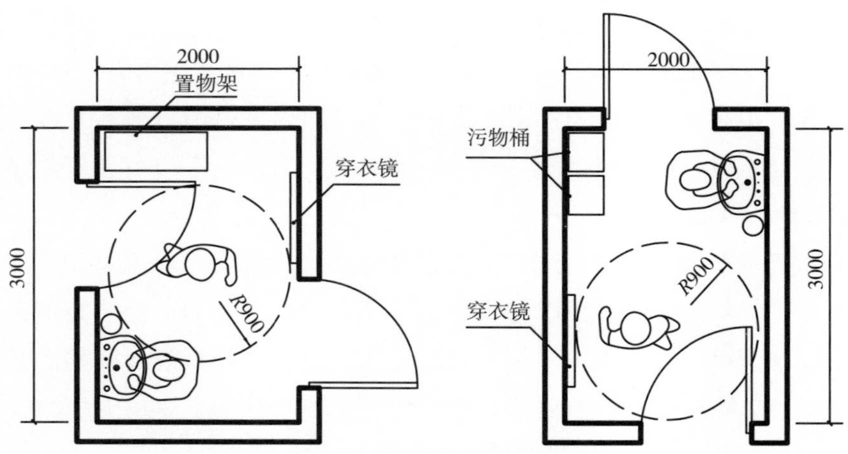

图1-14　穿、脱衣间最小空间示意图

卫生通过空间是保障医护人员安全的重要物理空间，医护人员需要在这些空间完成个人防护用品的穿戴、脱除、消毒、清洗。要求进入和退出污染区不走回头路。《发热门诊设置管理规范》（联防联控机制医疗发〔2021〕80号）要求："污染区和清洁区之间应至少设置2个缓冲间，分别为个人防护用品第一脱卸间和第二脱卸间。每个缓冲间应至少满足2人同时脱卸个人防护用品。缓冲间房门密闭性好且彼此错开，不宜正面相对，开启方向应由清洁区开向污染区"。医务人员从进入穿衣间开始没有穿防护用品时是没有个人防护的，穿衣间应该是安全的，应属于清洁区。有些穿衣间和污染区之间缺少缓冲间，穿衣间就变成了潜在污染区，存在感染隐患；退出流程时，医护人员退出污染区进入第一脱衣间时，在第一脱衣间内脱除隔离衣和防护服，应该属于潜在污染区，进入再第二脱衣间时才能脱除口罩。有些发热门诊仅设有一间脱衣间，不分第一脱衣间和第二脱衣间。还有一些穿衣间和脱衣间合并为一个空间，这些布置方式都有可能造成一定的感染隐患。

（3）候诊空间不足　根据2020年8月17日国家卫生健康委、国家发展改革委印发的《发热门诊建筑装备技术导则（试行）》（国卫办规划函〔2020〕683号）规定：发热门诊的候诊区宜独立设置，候诊区保证充足的候诊空间，为保证传染病防控要求。门诊候诊区面积应满足日门诊量人均1.5m^2（满足候诊患者之间1m间距的要求）。发热门诊空间不足，首先表现在没有独立的候诊空间或者候诊空间狭小，多数利用走道候诊，使走道宽度更加狭窄，难以保障患者等候间距控制在1m以上，存在交叉感染隐患。依照《综合医院建筑设计规范》（GB 51039—2014）第3.2.1条，医疗工艺设计参数应根据不同医院的要求研究确定，当无相关数据时应符合下列要求：门诊诊室间数可按日平均门诊诊疗人次／（50~60人次）测算，设置三间诊室时可承担的日门诊量应该是150~180人。按照疫情之后平时的日发热门诊量在150人以内计算，就诊高峰期集中在日间8小时，平均19人/小时，高峰时段还会高于19人/小时。按人均1.5m^{2}测算候诊面积 $(19-3)\times1.5=24$（m^2），加上部分候诊时段叠加和陪诊家属的因素，候诊面积还应适当增加。设有儿童医院、妇幼医院和儿科普通医院，平时发热儿童患者居多，有条件的综合医院应在发热门诊设置儿童独立候诊区，更应该增加候诊区面积。如果对照《发热门诊设置管理规范》（联防联控机制医疗发〔2021〕80号）要求，三级综合医院的发热门诊候诊区应容纳至少30人同时候诊，按人均1.5m^{2}测算，最小候诊面积应该是45m^2。二级综合医院面积应可容纳至少20人同时候诊，最小候诊面积应该是30m^2。

部分条件较差的发热门诊采血和核酸采样缺少独立空间，占用走道和候诊空间（图1-15）。

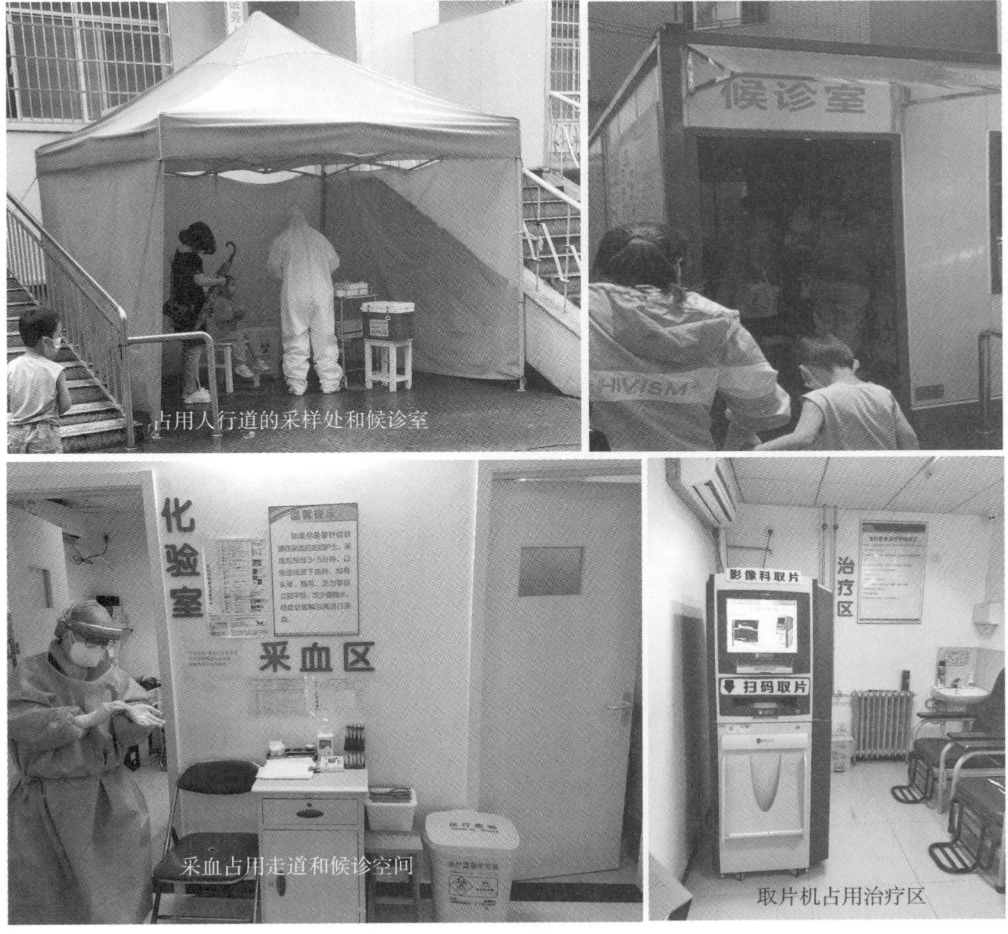

占用人行道的采样处和候诊室

采血占用走道和候诊空间

取片机占用治疗区

图1-15　候诊和检查空间不足

（4）缺少独立的医技诊断空间和设备条件（DR/CT） 从2020年2月5日开始，CT检查结果纳入诊断标准，建议有条件的宜设置CT。既有发热门诊的CT配置有一定难度，有些医院在急诊或原有放射科开辟出专用CT检查室和专用通道供发热门诊使用，甚至存在和其他科室混用CT的情况，增加了感染风险。发热患者需要离开发热门诊进行检查，在院区内随意穿行，为感控管理带来一定难度。有条件的医院则是在临近发热门诊增设室外CT方舱来满足闭环要求（图1-16）。

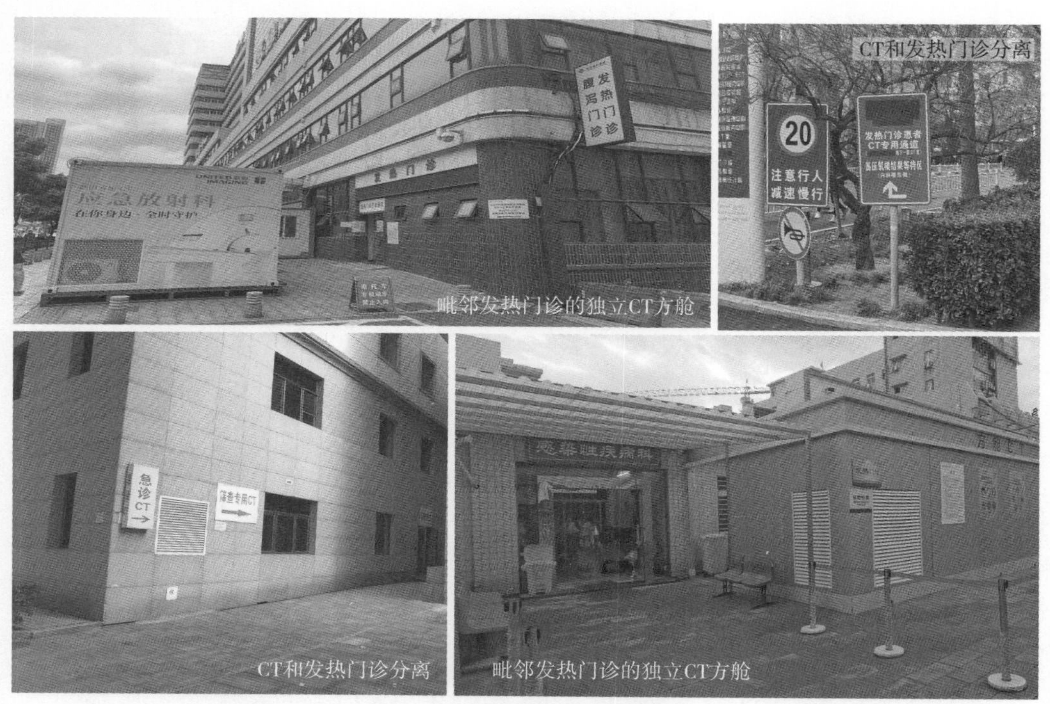

图1-16 CT检查室设置现状

（5）缺少专用清洁消毒间 发热门诊内环境保洁和消毒要求较高。清洁区、潜在污染区、污染区应分别进行保洁和消毒工作。清扫其地面、墙面等清洁用品，必须分别使用存放，避免交叉感染。因此分别设置清洁间，满足清洁区、污染区和潜在污染区内所用房间的分别存放保洁、消毒用品需求，调研中发现发热门诊三区都缺少相应的清洁用房。清洁物品放在移动清洁车上，清洁车停放在走廊上，有些存放在污物间，容易引起交叉感染。

（6）诊室面积偏小 调研中有不少发热门诊的诊室面积偏小，设施不全，诊室面积达不到《综合医院建筑设计规范》（GB 51039—2014）中普通单人诊室8m^{2}的要求，勉强摆放1张工作台和洗手设施，放下诊查床后空间极为局促，甚至放不下诊查床。特别是儿童诊室有家长陪同时诊室面积更显狭小，发热门诊的（呼吸道）患者通过空气传播，诊室空间要尽可能宽敞，诊室面积应高于8m^2。

（7）隔离留观室

1）新建发热门诊的隔离留观室是否按负压设计存在争议。有些留观病房按负压病房标准设计，病房和设护理走道与病房之间设有缓冲间和传递窗。既有的发热门诊隔离留观室未按负压病房设计。在和医院后勤部门人员访谈与调查中发现多数医院后勤管理人员对发热门诊设置负压病房基本持怀疑态度，认为“平时没有用，维护成本高”。

2）隔离留观室数量偏少，通常在患者等候核酸检测结果时并不能保证都在隔离留观室内，而是在候诊空间等候检测结果。有些医院在室外人行道建设临时板房作为开放的留观区，还有一些医院的隔离留观区和发热门诊分设，患者留观需要穿行院区。

3）既有建筑改造的带有独立卫生间的隔离留观室，卫生间地面抬高无法满足无障碍设计要求（图1-17）。

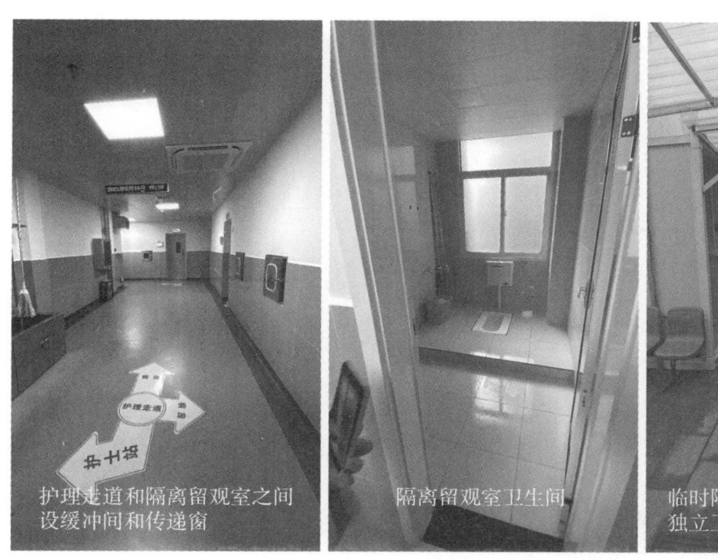

护理走道和隔离留观室之间设缓冲间和传递窗

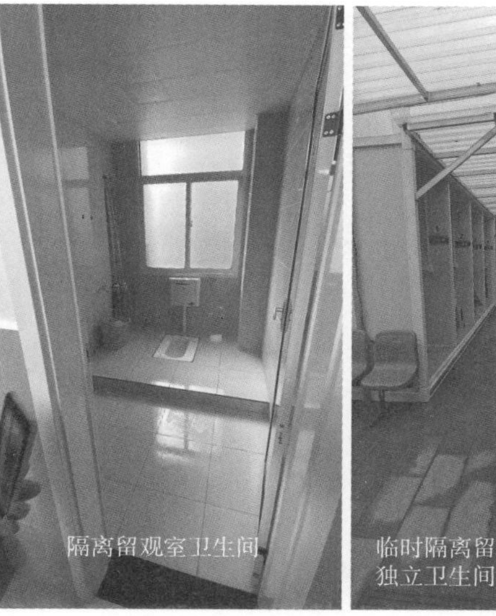
隔离留观室卫生间

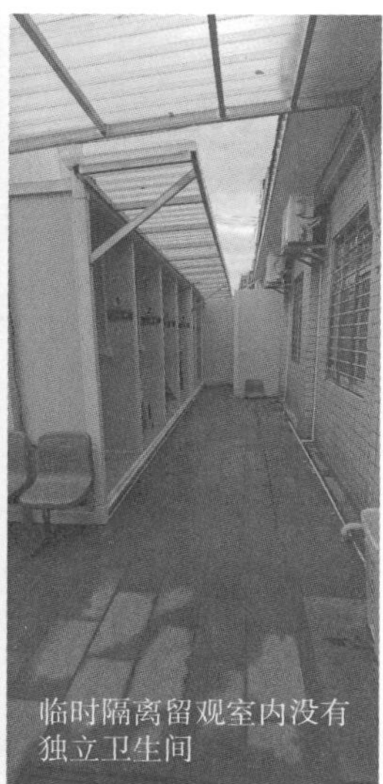
临时隔离留观室内没有独立卫生间

图1-17　隔离留观室设置现状

（8）专科医院的发热门诊特殊功能配置　各地妇幼医院结合医院特点在发热门诊和感染疾病科中设置专门的负压产房、负压手术室、负压新生儿隔离监护病房。天津市中心妇产科医院设置了发热门诊产前隔离观察、产房、新生儿病房、产妇病房、医技用房、B超、检验、辅助用房等，为妇产医院的发热门诊建设提供了参考范例。

（9）主要用房的自然通风和机械通风　在与院感专家和医院后勤管理人士访谈交流中发现他们对医院发热门诊要求是“能自然通风的就自然通风”，对机械通风系统运行维护抱有疑虑；国家和地方发布的相关政策文件要求“发热门诊的诊室及留观病室应首选自然通风，如使用机械通风，应当控制气流方向，由清洁侧流向污染侧。”有关空气消毒通风的规定见表1-8。

表1-8　有关通风的规定

空气	1. 开窗通风 2. 自然通风不良时，使用空气消毒器	动态空气消毒器消毒30min或参照使用说明	1. 自然通风：每日开窗通风≥2次，≥30min/次 2. 空气消毒器：每日≥2次，≥30min/次，或参照机器使用说明	有人情况下不能使用紫外线灯辐照消毒或化学消毒

在调研中统计数据表明发热门诊主要业务用房（诊室和隔离留观室）有能够开启的外窗具备自然通风条件的比例只占45.34%，另外54.66%的主要业务用房没有外窗。在发热门诊设计时，主要业务用房能够尽可能争取自然通风条件仍是首选目标之一。但是有些发热门诊的设计方案，为争取自然通风将两间诊室的窗开向尺度很小的天井，还有的设计方案将污染区的可开启外窗和清洁区可开启外窗的距离设置得过近，这些布置中只要两间相邻房间同时开窗，就有可能使污染物或气溶胶扩散到相邻房间，增加感染隐患。

在对湖北的7个发热门诊的实地调研中，重点了解自然通风和机械通风在发热门诊中的实际情况，见表1-9。

表1-9　机械通风与空调和自然通风的对应情况

发热门诊	机械通风与空调	自然通风
1	具备新风及送排风空气净化系统 采用分体空调	具备自然通风条件
2	新风设置初、中、亚高效过滤器 排风口设置高效过滤器 冬季采暖采用中央空调 有正负压力手动调节措施和压力检测系统	具备自然通风条件
3	具备新风及送排风空气净化系统（三级过滤） 排风机末端设置等离子消毒装置	不具备自然通风条件
4	房间采用分体空调 无机械通风	自然通风
5	仅设置一台排气扇机械通风 房间采用分体空调	诊室采用自然通风
6	多联机系统（医护人员）分体空调（病房） 排风机设置在屋面，末端安装空气净化装置 污染区采用负压设计 设置新风和排风系统（上送下排系统）	自然通风
7	采用风机盘管＋新风模式 设计安装压力监测装置，对压力梯度自动调控 排风机末端安装等离子净化装置	不具备自然通风条件

（10）给水排水系统

1）给水、热水、饮水系统：多数发热门诊采用由院区直接供水、增设减压型倒流防止器的方式，较少直接采用断流水箱加变频泵供水的方式。热水供应在多数改造项目中采用电热水器分污染区、清洁区分别供应。新建的发热门诊采用集中热水或热媒加太阳能供热方式较多。部分发热门诊污染区门诊大厅处设置移动饮水机。疫情发生时，为避免交叉感染，应拆除门诊处的饮水机，改为供应瓶装水。

2）排水系统：采用雨污分流排水系统，污染区、非污染区污废水单独排放；多数发热门诊受场地条件限制，没有做到室外化粪消毒池单独消毒后再通过院区排水管道进入医院总的污水处理站，而是卫生间污水单独收集排至医院污水处理站统一处理。室外雨水直接排放。

3）污水管道通气系统：未设消毒紫外线消毒器或纳米光波消毒器装置。

4）卫生器具：多数洗手盆采用普通立柱式洗脸盆，手盆较浅，未采用防喷溅型手盆，并设有盆塞；存水弯采用软管，洗脸盆给水采用脚踏式冲洗阀、排水采用软管接入排水管，接口处未封堵，未见存水弯。存在安全隐患。

（11）电气设计与智能化情况

1）供配电系统：发热门诊由院区提供2路电源，部分医疗机构发热门诊设有柴油发电机应急电源保障。

2）低压配电：总配电箱设置在清洁区。

3）线路选型与敷设：多数门诊的线管、桥架穿越隔墙处缺少密闭措施。

4）照明：多数门诊在候诊区、缓冲间、病房、诊疗室等需要灭菌消毒的地方设置固定紫外线消毒灯。

5）防雷、接地及安全防护：部分门诊设置等电位端子箱。

6）信息设施系统：多数门诊的弱电间设置在清洁区，且内外网分开，部分门诊的留观病房设置无线局域AP点。

7）安全防范系统：多数门诊在主要出入口及室外道路、走道等公共场所、候诊大厅、护士站、药房、收费处等处设置了监控摄像机。

8）呼叫信号系统：部分门诊设置了留观病区和护士站之间的对讲系统。

9）建筑设备监控系统：多数门诊未实现留观病房区域通风系统自动控制，未实现医用气体系统设备的自动监测报警。

（12）发热门诊应急临时设施情况

1）现有设计标准主要是针对永久性建筑制定的，对于应急临时建筑的系统性支撑不够。临时发热门诊在建设时面临与防火、无障碍、节能、绿色、抗震等相关规范不相符问题。

2）临时建筑不仅受到现有场地空间、地基基础、市政条件的限制，多数空间不足的发热门诊不仅对原有院区空间造成影响，还影响到医院外的人行道，造成如防火间距不足、临时管线混乱防护不足、污水排放和处理等消防安全隐患和环境污染问题。随疫情平缓大量临时设施废弃，有待拆除，造成极大浪费。

3）轻型模块化钢结构组合房屋的产品规格与部品构造措施和医疗建筑空间的匹配度不够，集装箱形式拼接的箱式板房区域由于层高受限，无法安装较大尺寸的消防设施。

4）应急医疗建筑大量采用箱式和彩钢板式建筑，这些建筑应为轻型结构，设备及管道的安装固定困难，孔洞的封堵困难，漏水现象常见；材料耐候性不能满足恶劣天气下的维护要求。

5）发热门诊临时建筑保温材料和防水材料的燃烧性能等级不能满足不燃性要求。如果保温材料与两侧墙体及屋面板材构成空腔可能导致的烟气蔓延。防水材料缺少不燃性保护层可能由外部火源引发火灾隐患。

所以研发出一种快装式、全装配、无焊接、可拆后重新利用、无须重型设备的轻型钢结构体系建筑产品成为今后类似建筑的发展方向。

小结：根据以上调研梳理的发热门诊现状，主要问题表现在发热门诊的位置缺乏规划，场地空间不足，多数发热门诊与其他建筑距离达不到指导文件要求；患者就诊流线不够清晰，预检分诊制度、标识系统与患者就诊行为没有很好衔接，无障碍设施不规范，接转运和应急扩建场地不足。三区划分不清晰，不同病种合用空间。候诊空间狭小。诊室数量不足。缺少隔离留观室或数量和隔离条件不满足使用要求。缺少独立的医技诊断空间和设备条件。医护人员空间不足，卫生通过空间狭窄，穿衣区和脱衣区混用，缺少淋浴间、休息间。建筑材料的卫生性能和隔离设施密闭性不足。机械通风设施简陋。部分给水排水设施存在安全隐患。信息系统有待完善。应急临时发热门诊消防设施难以达到现行防火规范要求，应急临时建筑材料的耐久性和日常维护成本较高，使用年限不能超过5年，重大疫情过后大量应急临时建筑被废弃、拆除，对资源和环境造成较大影响。

第二章　现代发热门诊设计

第一节　感控要求

一、选址要求

1）发热门诊应为独立建筑或设置在医疗机构内的独立区域，路线便捷，与普通门（急）诊及医院其他区域间设置严密的硬隔离设施，如间种绿化植被或以围墙栏杆等进行分隔。发热门诊与其他区域不共用通道，通道之间不交叉，人流、物流、空气流严格物理隔离。远离儿科等区域，新建发热门诊外墙与周围建筑或公共活动场所间距不小于20m。具有独立出入口，门前预留足够空间以满足患者筛查、转运需求。

2）医院门口和门诊大厅要设立醒目的发热门诊标识，内容应包括接诊范围、方位、行走线路及注意事项等，院区内应有引导患者到达发热门诊的明确指示标识，以避免疑似患者穿越其他建筑或与其他患者相交叉。发热门诊夜间应有明显标志。

3）发热门诊总面积、候诊室能满足病人就诊需求。

二、建筑布局要求

（一）基本要求

1）发热门诊建筑布局和工作流程应符合《医院隔离技术规范》（WS/T 311—2009）等的有关要求。

2）应按照“三区两通道”设置，即污染区、潜在污染区、清洁区、清洁通道（医务人员和清洁物品）、污染通道（患者和污染物品）。各分区之间应有物理隔断，使用面积应满足日常诊疗工作及生活需要，各区域和通道出入口设有醒目标识。患者专用通道、出入口设在污染区一端，医务人员专用通道、出入口设在清洁区一端。

（二）清洁区

清洁区主要包括办公室、值班室、休息室、示教室、穿戴防护用品区、清洁库房、更衣室、浴室、卫生间等。清洁区要设置独立的工作人员专用通道，并根据工作人员数量合理设置区域面积。

（三）潜在污染区（缓冲区）

1）潜在污染区应设有存放和穿戴防护用品区、脱卸防护用品区、摆放使用后防护用品区。污染区和清洁区之间应至少设置 2 个缓冲间，分别为个人防护用品第一脱卸间和第二脱卸间。每个缓冲间应至少满足 2 人同时脱卸个人防护用品。缓冲间房门密闭性好且彼此错开，不宜正面相对，开启方向应由清洁区开向污染区。

2）在穿脱防护用品的地方应设置穿衣镜。潜在污染区应安装摄像头和无线传输设备。

（四）污染区布局

污染区应设有患者出入口、预检分诊区（台）、候诊区、诊室、隔离留观室、抢救室，处置治疗室、护士站、输液观察室、挂号、收费、药房、检验、放射、辅助功能检查室、标本采集室、卫生间、污物保洁和医疗废物暂存间等。其中挂号与取药可启用智能挂号付费及自动取药机等来替代。

1. 候诊区

1）候诊区应独立设置，面积应满足传染病防控需要。保持良好通风，必要时可加装机械通风、空气净化等设施。

2）候诊区应按照候诊人员间距不小于1m的标准设置较为宽敞的空间，三级医院应可容纳不少于30人同时候诊，二级医院应可容纳不少于20人同时候诊，发热门诊患者入口外预留空间用于搭建临时候诊区，以满足疫情防控需要。

3）有条件的医疗机构应将儿童候诊区与成人候诊区分开设置。

2. 诊室

1）应将日常感染性疾病诊室和呼吸道传染病诊室分开设置。

2）三级综合性医院（儿童专科医院、三级妇幼保健院、中医、中西医结合医院等参照执行）至少设置3间诊室（并设置1间备用诊室），二级综合性医院至少设置2间诊室（其中1间为备用诊室），设发热门诊的基层医疗卫生机构至少设1间诊室。

3）每间诊室均应为单人诊室，诊室面积应尽可能宽敞，并应采用向外开启的窗户，至少可以摆放 1 张工作台、1 张诊查床、1 个非手触式流动水洗手设施，每间诊室至少安装1个医用观片灯箱，配备可与外界联系的通信工具。新建的发热门诊应至少设置 3 间诊室和 1 间备用诊室，每间诊室净使用面积不少于$8m^2$。

3. 隔离留观室

1）日常诊疗时，三级综合性医院发热门诊应设置3间隔离留观室，二级综合性医院设置2间隔离留观室，设发热诊室的基层医疗卫生机构设1间隔离留观室。有条件的医疗机构，根据诊疗特点及工作量，可设置多间隔离留观室，或设置负压隔离留观室。

2）突发重大传染病疫情等应急状态下，隔离留观室的数量若不能满足临床诊疗需要时，需另外设置隔离留观病区，床位数量应依据传染病疫情防控需要和发热门诊诊疗量确定，三级医院隔离留观室不少于15间、二级医院隔离留观室不少于10间，并根据疫情变化进行调整。

3）隔离留观室应标识明显，与诊室保持一定距离。隔离留观室可根据情况设为单人间或适当安排双人间（拟安置家庭或共同暴露源患者）并含独立卫生间，配备必要的监护设备，室内保持自然通风或机械通风。

4）隔离留观室应安排专人管理，限制出入留观室人员；留观患者病情允许时，应正确配戴口罩，并限制在留观室内活动。隔离留观室内宜安装影像和无线传输设备，与外界及时沟通并满足远程会诊功能。

4. 检验室、PCR 实验室

检验室、PCR实验室应相对独立设置，可不限于在发热门诊区域。患者标本需外送检验的，应采集后立即密封处理、做好标识，第一时间通知专人密封运送至检验科。

5. 放射检查用房

1）三级综合性医疗机构发热门诊（区域）内应设置单独CT室。

2）二级医疗机构发热门诊应确保CT室专用。

三、电气专业设计要求

（一）强电要求

1）电源电路：应保证不同的两路电源提供。需设计应急电源，并根据负荷供电可靠性要求及中断供电对生命安全、人身安全等所造成的影响程度进行合理分级。

2）发热门诊照明用电应独立于其他科室，干线单独敷设。

3）发热门诊的配电箱、检修箱应设置在清洁区，即医护区或医护走廊内，不设置于污染区，避免维修人员检修时与患者产生交叉感染。

4）CT室、手术室等设备不应与其他设备共用同一供电回路。

5）在清洁走廊、卫生间、诊室、候诊区、治疗处置室、污洗间及其他需要消毒灭菌的区域应设置杀菌灯。杀菌灯应与其他照明用电设施设置不同开关控制，其开关应便于识别和操作。

（二）弱电要求

1）出入口、走廊、候诊区等设置监控摄像设备，诊室设置紧急按钮。

2）通过网络门禁控制器接入设备网络，主要由门禁管理工作站、门禁网络控制器、读卡器、电磁锁、开门按钮等组成。通过门禁网络检测各个隔离留观室情况，避免个别患者私自走动影响感控控制，造成交叉感染。

四、暖通专业设计要求

1）通风排风：应保持自然通风或具有机械通风设施，保持室内空气流通。当空调通风系统为全空气系统时，应当关闭回风阀，采用全新风方式运行。所有业务用房外窗应可开启，保持室内空气流通，可加装机械通风装置或新风系统。

2）机械通风应控制气流方向：清洁区→潜在污染区→污染区。清洁区应新风量大于排风量，污染区应排风量大于新风量。

3）新风系统应按清洁区、潜在污染区、污染区分别设置，新风量按换气次数6次/h计算，并将机组设置在清洁区。新风机组与排风机组联锁控制，启动通风系统应先启动排风机组后启动新风机组；关停时，应先关闭新风机组后关闭排风机组。落地式新风机组过滤段依次为初效过滤段、中效过滤段；吊顶式新风机组新风进风管上设初效金属过滤网+高压静电除尘装置。

4）隔离留观室内下排风口及卫生间排风口均需要采用高效过滤排风装置，包含单层百叶排风口、高效过滤器、压差报警、原位消毒等一体化产品，排风装置务必控制排风口噪声。排风机采用变频系统，设于屋面排放。屋顶风机排风口与新风系统取风口的水平距离不小于20m。

5）气流组织：发热门诊隔离留观室新风送风口设于床尾医护操作区，排风口设于内侧病床床头下部，新鲜空气先经过医护人员工作区域后自患者（污染源）处排至室外，保证医护人员的工作安全；其他门诊医技区房间采用上送下排气流组织形式。

6）禁止使用的空调系统：循环回风的空气空调系统，水—空气空调系统，绝热加湿装置空调系统，以及其他既不能开窗，又无新风和排风系统的空调系统。

五、给水排水专业设计要求

1）给水系统：给水管道设置防倒流设施和检修阀门，阀门设在清洁区内。用水点采用非接触式或非手动开关，防止污水外溅。

2）排水系统。

①排水系统采用雨污分流机制，采用单独雨水管道系统。

②空调冷凝水应集中收集，并应排入污水处理站处理。

③细菌、病毒检验设专用洗涤设施，并在消毒灭菌后再排放到室外排水管网，进入医院污水处理站。排水管道应采用防腐蚀的管道。

六、其他专项设计要求

1）污水处理系统：发热门诊和隔离留观室应有独立的污水处理系统，经污水预处理后排入院区集中污水处理站。

2）医用气体系统：应设置医用氧气、医用真空系统，宜设置医用空气系统。

3）室内装修：材料应选用易清洁、耐擦洗、耐腐蚀、防菌、防渗漏的建筑材料。洗手盆、小便斗、大便器等卫生器具应采用非手动开关，采用肘式、脚踏式或感应式装置。

第二节　功能布局

一、设计遵守原则

（一）合规性原则

发热门诊功能布局符合现行国家标准和规范要求，符合应急建设的需求，在实施过程中，需依据医院自身发展及医院特色在满足规范前提下，进行方案设计。

（二）安全性原则

发热门诊的布局应满足安全性要求，应尽可能采取措施避免患者之间交叉感染以及医务人员之间交叉感染，特别是应尽可能保障诊室与医务人员休息区的自然通风。除此之外，在其他各专业设计中，也应时刻绷紧安全弦，时刻关注发热门诊传染特殊性。例如，给水排水专业设计中给水管道设置止回阀，污水排水设置污水预处理；暖通专业依据压力梯度进行分区，合理组织新风、排风等问题，并合理组织室内上送下回的气流走向；电气专业考虑照明开关位置、机房布置位置、门禁管控设置等问题。

（三）便捷性原则

发热门诊的设计应充分考虑患者就医需求，基于平疫结合、平急结合的特点，对于发热门诊的预检分诊、医技检验、标本采集、收费取药、注射留观、抢救处置、保洁如厕等功能进行充分优化，方便老年人、残障人员等特殊人群的就诊。同时还应关注医护人员进出流程的便捷与安全。

（四）系统性原则

发热门诊的设置在国家规范中仅笼统介绍二级与三级医院各自设置的诊室、隔离留观室、候诊区等数量面积区别，并未进行机构类型的细分。对于医疗类建筑大项下的不同细分，应系统考虑各自特点，如儿童专科医院，需考虑儿童陪护人员的控制与安全性，并留足候诊空间。妇幼保健院需考虑儿童独立区域收治，并考虑产妇的陪护与发热产妇对产房的需求。此外，要考虑机构的外延功能，如观察、待产、抢救等空间的设置。布局应涵盖发热门诊的建筑、结构、给水排水、暖通、电气、智能化全专业，系统性提出设计要求。

（五）可持续性原则

随着相关标准的颁布和建筑技术的进一步发展和提高，在“双碳双减”的背景下，绿色建筑的要求逐步提升，在建筑设计中，充分考虑能源消耗，在节能建筑材料的应用、太阳能热水、太阳能发电等节能技术上充分考虑，在建设成本允许范围内进行充分的绿色建筑设计。

二、规模设置

（一）相关文件要求

根据《关于加强基层医疗卫生机构发热诊室设置的通知》（联防联控机制综发〔2020〕267号）及国家有关文件要求，发热“哨点”主要包括发热哨站、发热门诊，并提出“乡镇卫生院、卫生室、社区卫生服务中心（站）、诊所、门诊部等基层医疗卫生机构，要落实首诊负责制”“乡镇卫生院应当在相对独立区域设立临时隔离病房留观发热患者”“二级及以上综合医院要在门急诊设置预检分诊点”等；北京市卫生健康委印发的《北京市卫生健康委员会关于加快推进我市医疗机构发热门诊建设改造有关工作的通知》（京卫医〔2020〕49 号），江苏省卫生健康委印发的《江苏省医疗机构发热门诊建设标准（2021版）》，提出“二级及以上综合医院、所有儿童专科医院均要规范设置发热门诊，其他机构由各市统筹设置发热门诊”；广东省《医疗机构发热门诊设置标准（试行）》提出，“二级以上综合医院及三级中医医院必须设置发热门诊”。

根据以上国家及省市规范性文件要求，二级以上的综合医院需设置发热门诊，专科医院、社区卫生服务中心、乡镇卫生院等需根据各省市卫生健康委相关要求设置发热哨站或发热门诊。

（二）相关房间规模要求

目前，国家、省市出台的发热门诊相关设置标准中，未对建设规模给出明确的计算方法，可结合规定的设置要求及实际需求，对建设规模的测算进行分析。

主要功能用房及面积。参照国家、省市相关标准，发热门诊原则上需设置在独立区域，并按照“三区两通道”进行设计，主要功能用房主要包括候诊区、分诊台、诊室、留观室、污物间、卫生间、挂号收费、药房、检验科、护士站、治疗室、抢救室、CT室、医务人员出入口、专用通道、更衣休息室、穿戴防护用品间、办公室、示教室、值班室、清洁库房、专用卫生间、淋浴间等。其中，各省市对留观室数量要求也不一致。本书主要参照国家《发热门诊设置管理规范》、江苏省有关规定等，暂按10~15间考虑，可根据医疗机构在地区承担的任务量与规模，按省市区具体要求进行数量调整。具体测算见表2-1。

表2-1　面积规模统计

功能分区		设置内容	数量	单个使用面积 /m²	使用面积占比	单个建筑面积 /m²	总建筑面积 /m²
清洁区	必选项	更衣	2	10	55%	18.18	36.36
		淋浴	2	8		14.55	29.09
		办公	1	25		45.45	45.45
		值班	2	15		27.27	54.55
		生活垃圾暂存	1	8		14.55	14.55
		卫生间	1	12			
	可变项	库房	2	20		36.36	72.73
		示教室	1	30		54.55	54.55
缓冲区	必选项	穿衣＋缓冲	1	15		27.27	27.27
		一脱＋二脱	1	15		27.27	27.27
污染区	必选项	诊室	4	10		18.18	72.73
		候诊区	1	50		90.91	90.91
		抢救室	1	20		36.36	36.36
		挂号	1	10		18.18	18.18
		输液室	1	30		54.55	54.55
		治疗室	1	10		18.18	18.18
		采样	1	10		18.18	18.18
		药房	1	20		36.36	36.36
		检验	1	40		72.73	72.73
		CT（含观察室）	1	60		109.09	109.09
		留观室	10	25		45.45	454.55
		护士站	1	8		14.55	14.55
		污物暂存	2	10		18.18	36.36
		库房	2	15		27.27	54.55
		卫生间	1	15		27.27	27.27
		辅助功能检查室	1	20		36.36	36.36
	可变项	哺乳	1	10		18.18	18.18
		PCR	1	130		236.36	236.36
		手术	1	85		154.55	154.55

（续）

功能分区		设置内容	数量	单个使用面积 /m²	使用面积占比	单个建筑面积 /m²	总建筑面积 /m²
污染区	可变项	新生儿观察	1	30	55%	54.55	54.55
		B 超室	1	10		18.18	18.18
其他		机房	3	30		54.55	163.64
合计							2158.18

（三）不同地区发热门诊规模

依据《发热门诊设置管理规范》：“要采取网格化方式规划发热门诊区域设置，确保各地每个县（区）均有发热门诊，避免患者跨县（区）就诊。二级及以上综合医院、所有儿童专科医院都要在医院独立区域规范设置发热门诊和留观室，有条件的乡镇卫生院和社区卫生服务中心可在医疗机构独立区域设置发热筛查诊室或留观室。相关医疗机构要按照当地卫生健康行政部门要求，规范设置发热门诊，应根据当地传染病的流行趋势，满足患者就医需求，不应自行取消设置或擅自关闭发热门诊”。

但在实际项目设计及实施中，各区县市医院乃至社区卫生服务中心等各类医疗机构设置发热门诊方式各不相同，其中主要有以下几方面原因。

（1）医院用地限制　二级以上综合医院需设置发热门诊，但多数大型二级、三级医院集中于市区，少数新建项目位于新城或市郊，导致部分医院被用地紧张所限制，发热门诊规模也相应降低。在功能上做到仅满足设置规范、医疗流程及院感安全需求。

（2）服务人口分流　因各地卫生健康委对各医院定位不同，少量医院所在区域服务人口外流严重，建设较大发热门诊难免造成资源浪费，平疫结合又不能在小医院实现，导致建设规模不同。

（3）医院资金情况　各医院在各自建设过程中，因所处地区或各自经营情况不同，院方自有资金或专项资金不充裕，在建设发热门诊时无法建设较大的规模。

在参与设计及实施过程中，发热门诊主要分以下几类：发热哨点、普通发热门诊、定点医院发热门诊。

（1）发热哨点　适用于一级社区级医疗机构，如村镇医院、社区卫生服务中心等。

至少配备1间诊室，位置应在相对独立区域，通风良好。诊室空调或通风系统应独立设置，出入口与普通门诊分设，避免发热患者与其他患者交叉出入；发热哨点医院的设置应满足基层传染性发热患者的筛查功能。

图2-1所示为小型社区卫生服务中心设置的哨点，在用地紧张情况下，设置一间诊室，有筛查及诊断的双重功能。

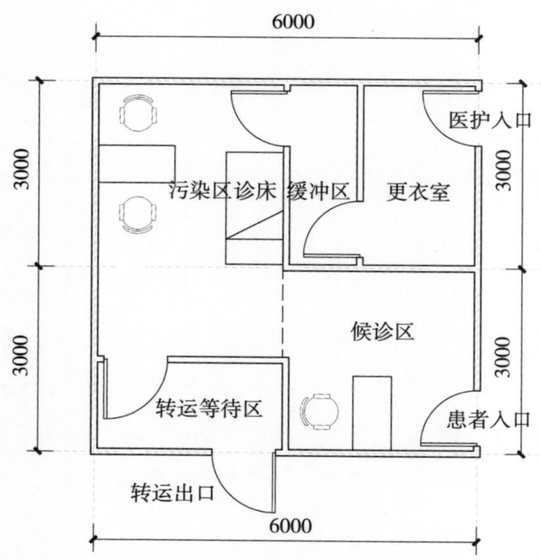

图2-1　小型社区卫生服务中心发热哨点平面图

图2-2所示为村镇医院等一级医疗机构的发热门诊哨点平面图，若用地充裕可设置诊室、检验及留观室各1间，医护区设置卫生通过房间，保证医护人员安全。

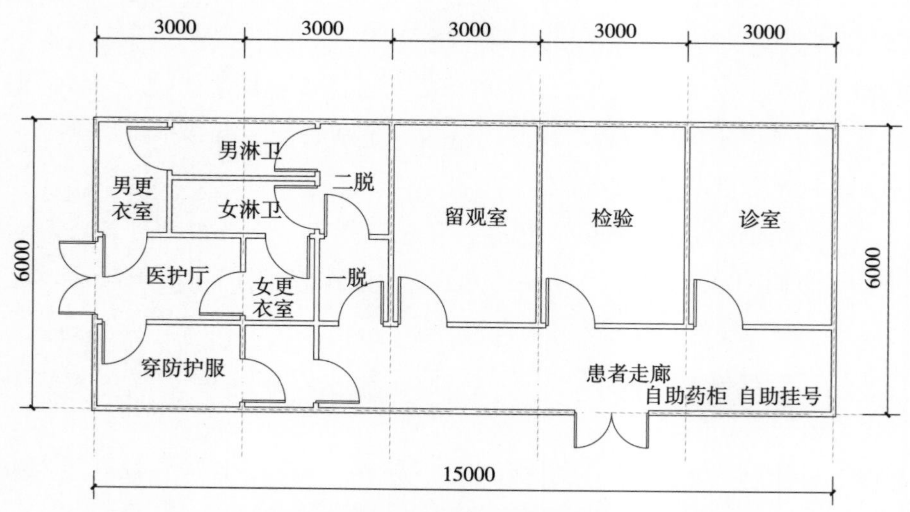

图2-2　一级医疗机构发热门诊哨点平面图

（2）普通发热门诊　县乡级医院、二级以上综合医院、非定点医院设置的发热门诊。设置条件、房间配置要求、设施设置要求需按照《发热门诊设置管理规范》及各地要求设置。图2-3、图2-4所示为一处地级市二甲医院所设置的发热门诊（非定点），开放床位800床，设置发热门诊留观床位22个。

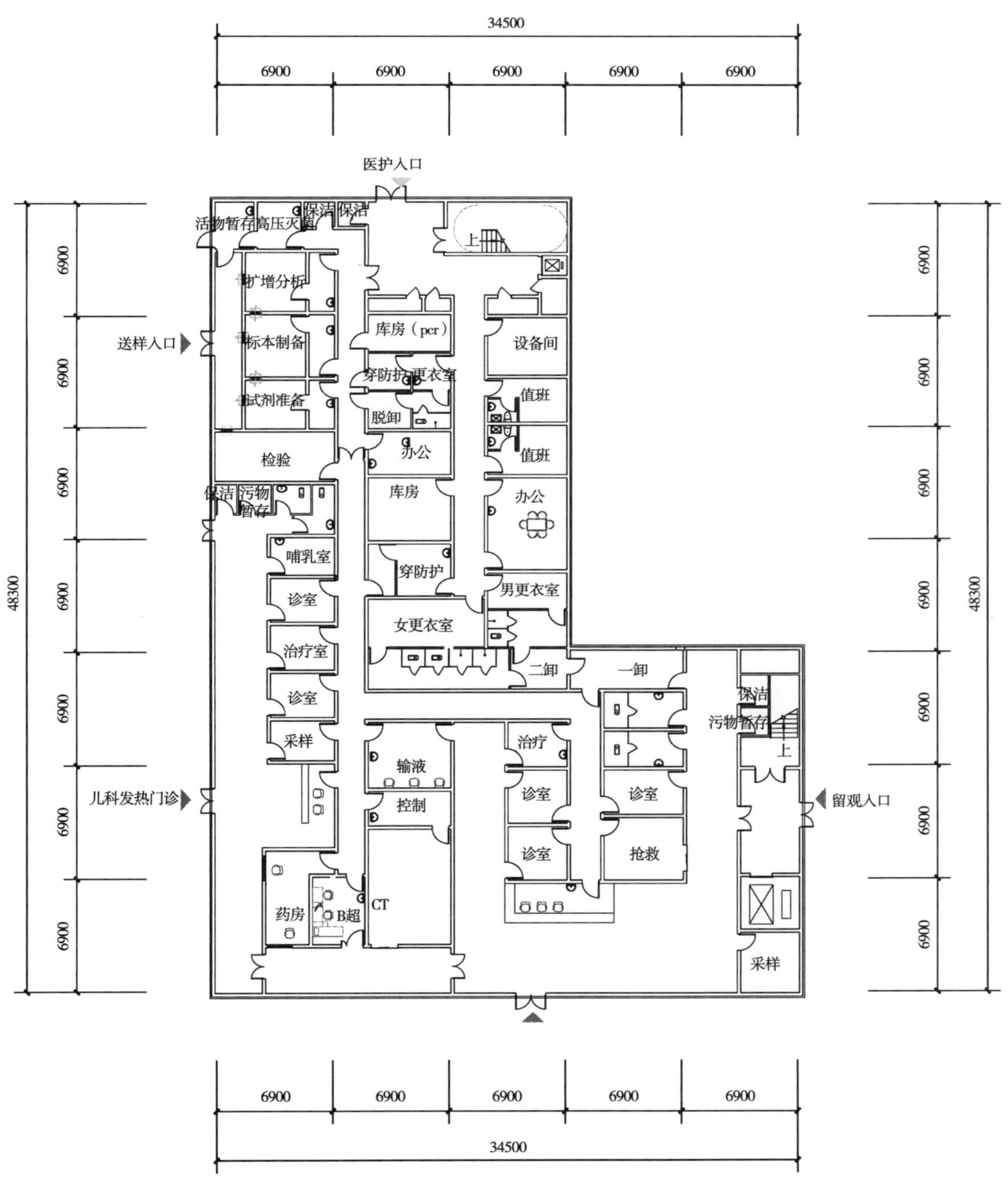

图2-3　某地级市二甲医院发热门诊一层平面图

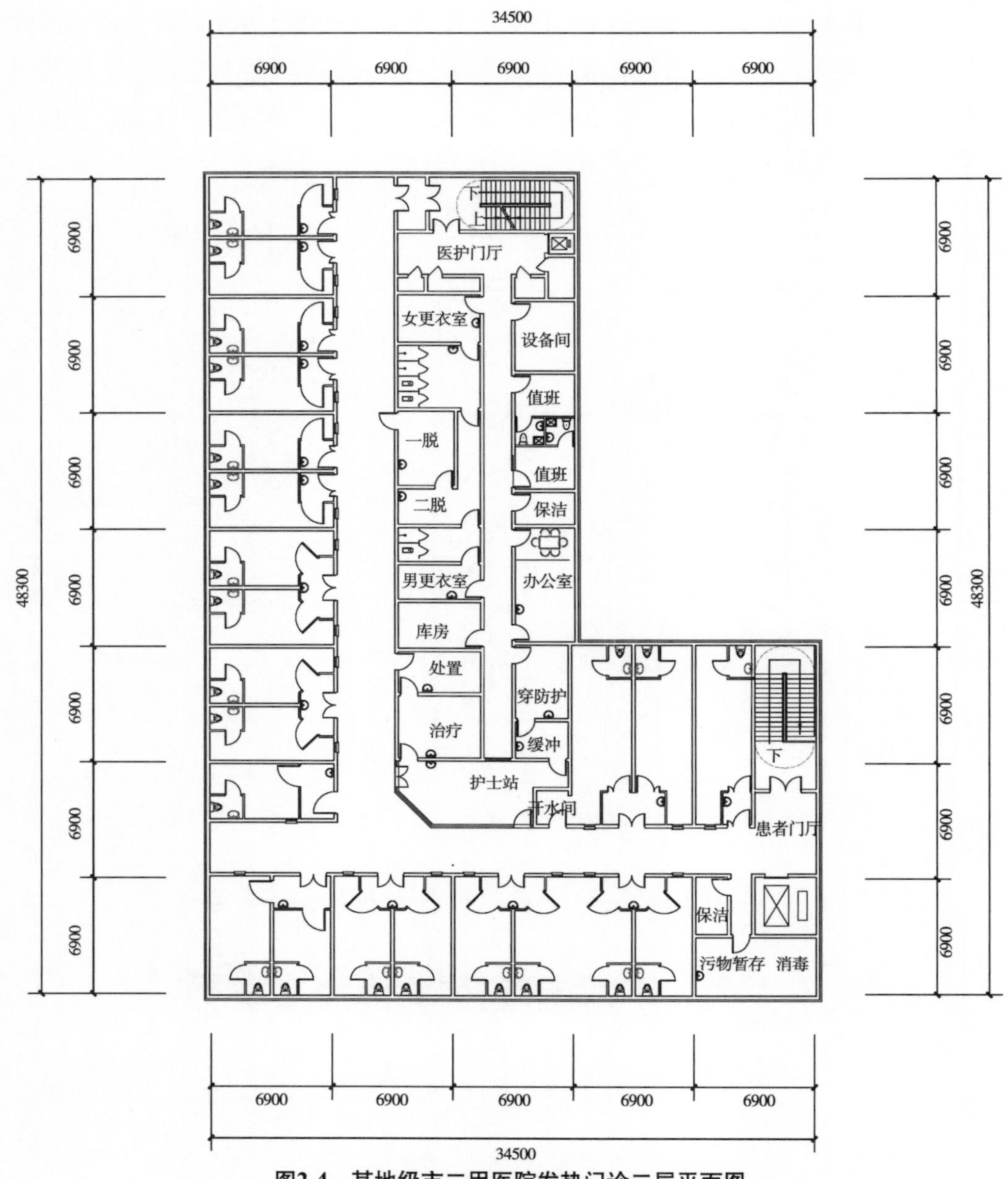

图2-4　某地级市二甲医院发热门诊二层平面图

（3）定点医院发热门诊　设置同样需满足《发热门诊设置管理规范》及卫生健康委对此发热门诊的定位及床位数定性，同样需满足当地建设标准或要求。

每个地级以上城市都要指定1家综合能力强、救治水平高、感染防控基础好的医院作为定点救治医院（简称定点医院）。定点医院要远离城市中心和人口密集区域。定点医院设置距离城市车程大于1小时，且区域内没有足够负压救护车的县（区），要指定县（区）内1家能力强的综合医院作为定点医院；车程在1小时以内，且有足够负压救护车的县（区），可不常规设置定点医院。

图2-5~图2-8为某二线城市公共卫生服务中心的呼吸道感染楼，具有筛查、诊断、收治的多重功能。共设置28个床位，按照三区两通道设置，并配置PCR实验室。

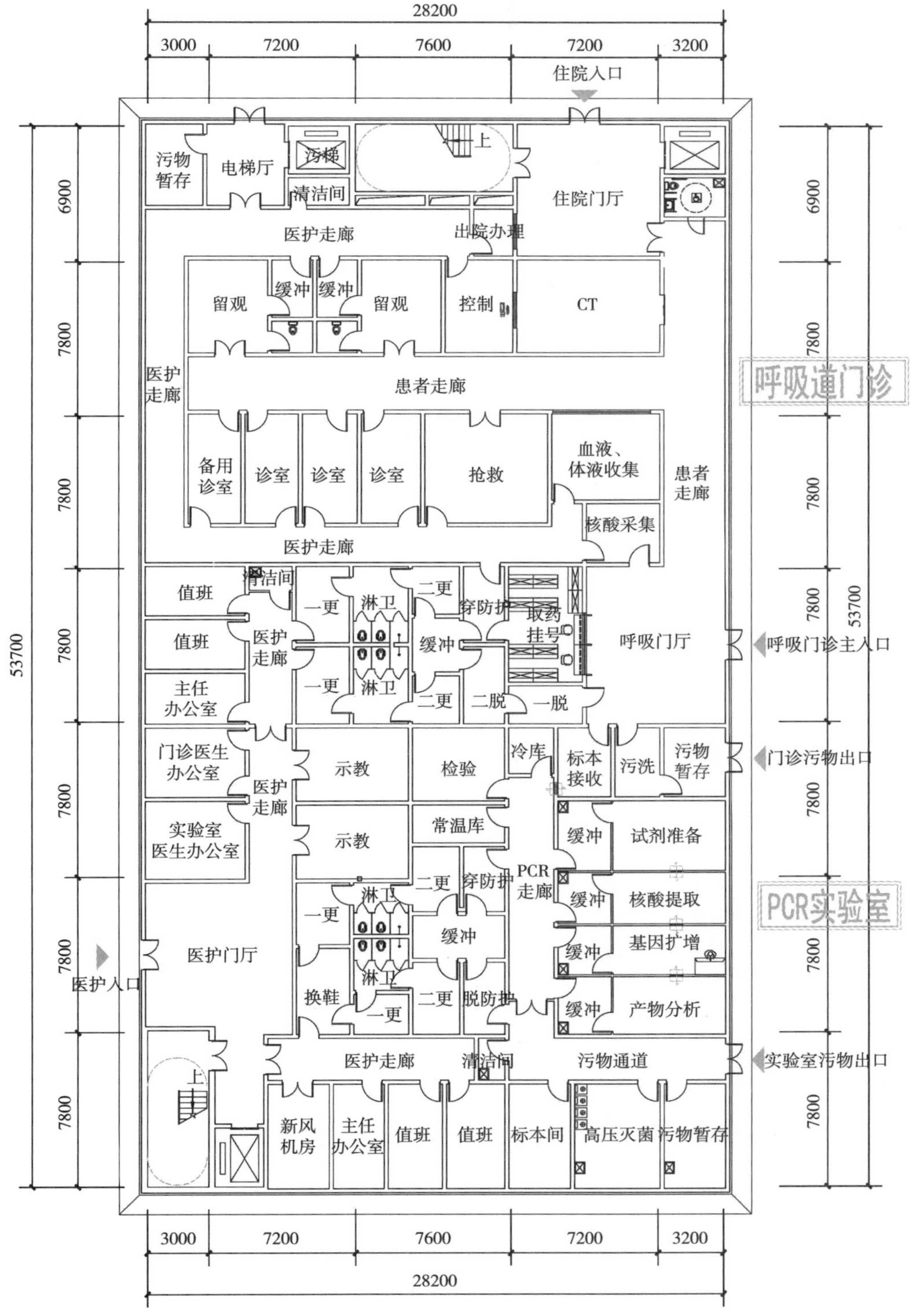

图2-5 某二线城市公共卫生服务中心呼吸道感染楼一层平面图

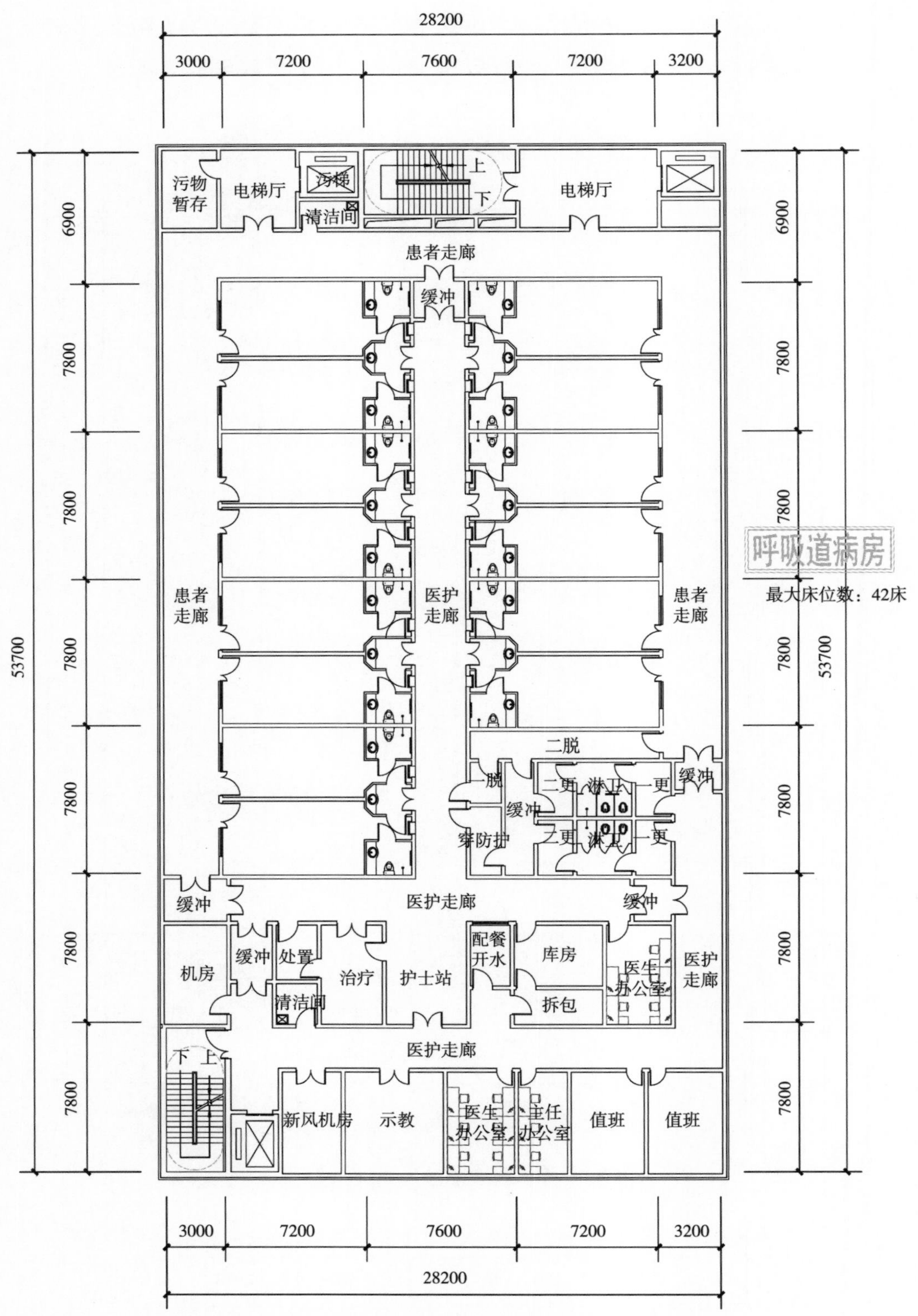

图2-6　某二线城市公共卫生服务中心呼吸道感染楼二层平面图

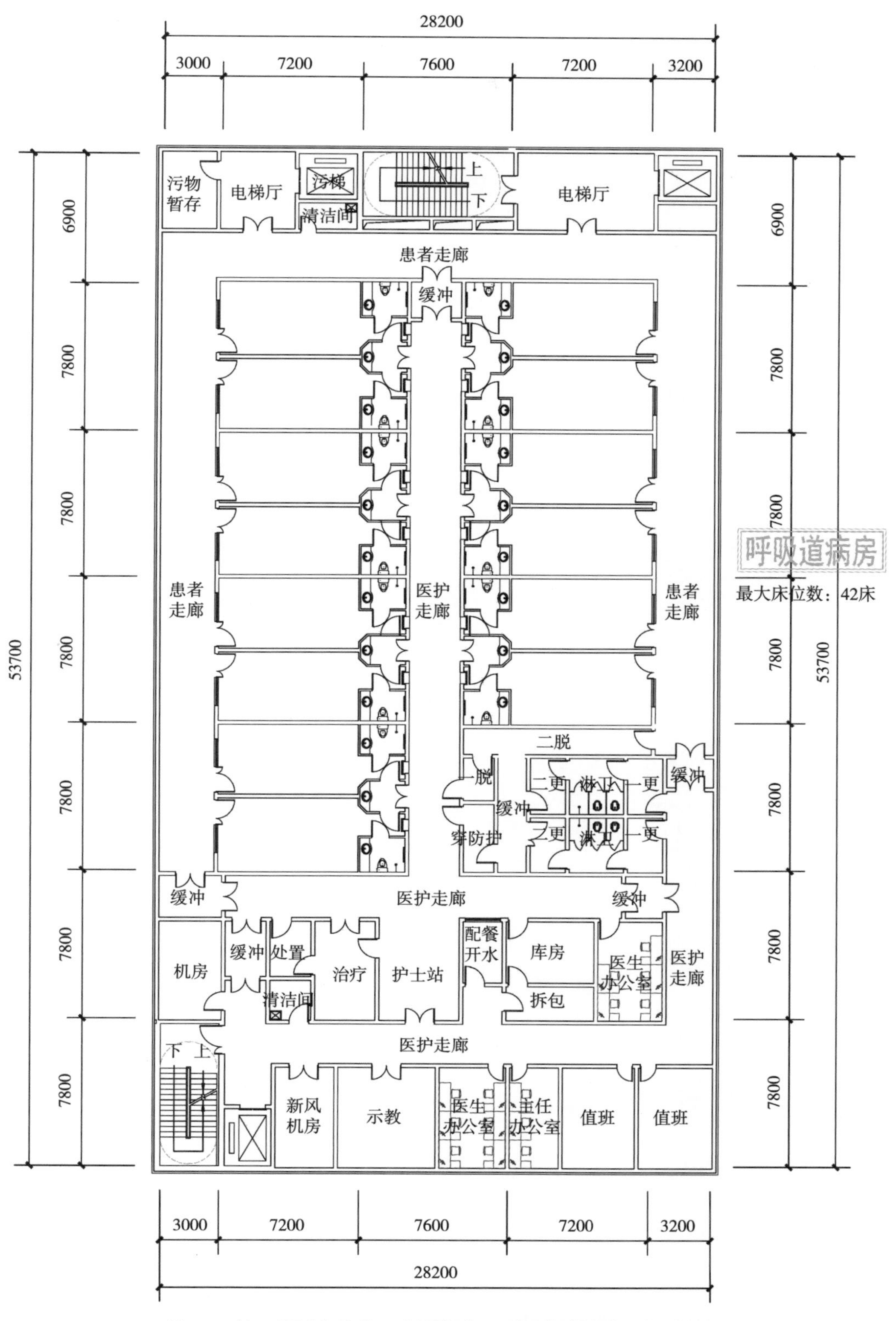

图2-7　某二线城市公共卫生服务中心呼吸道感染楼三层平面图

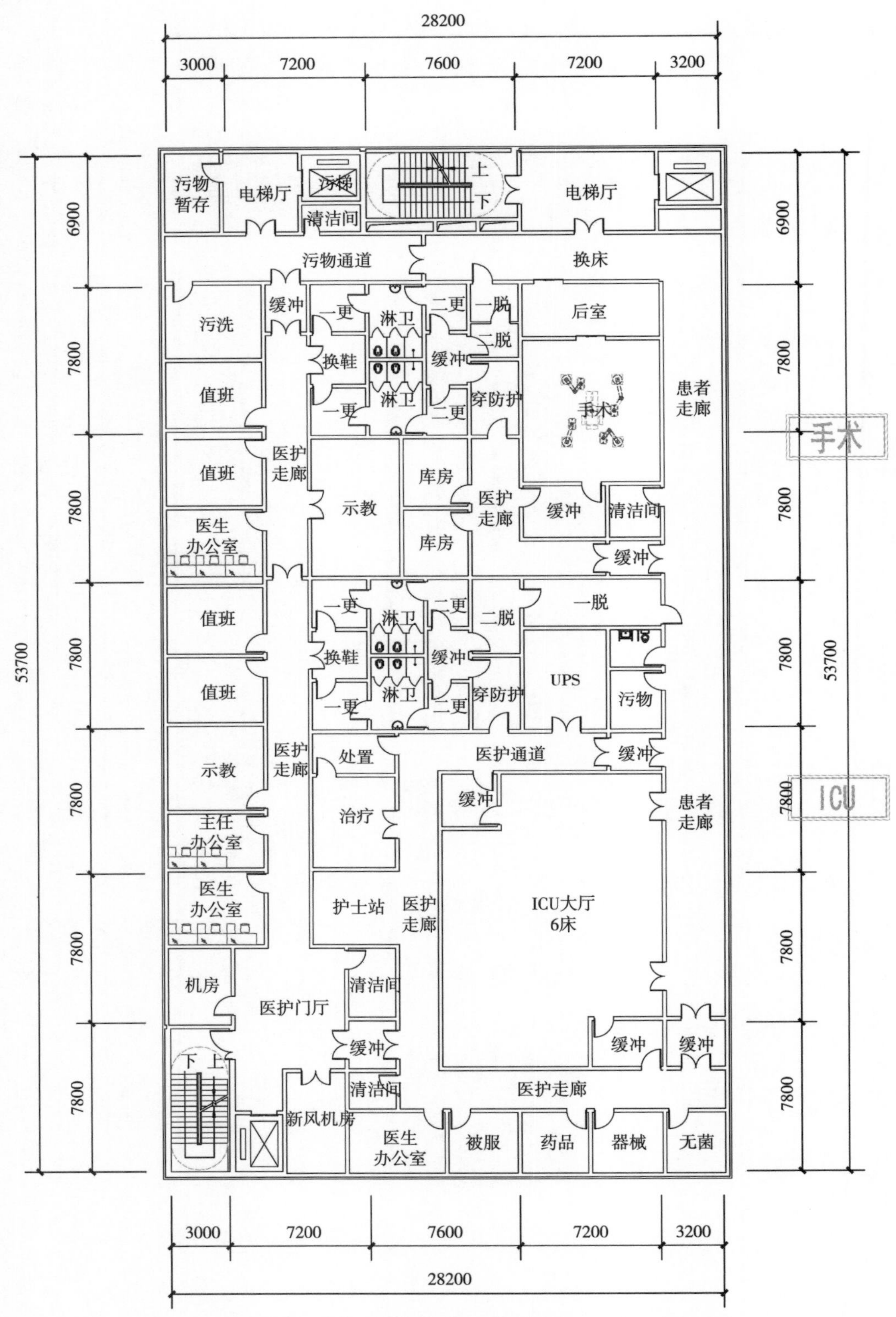

图2-8　某二线城市公共卫生服务中心呼吸道感染楼四层平面图

三、流线流程

根据发热门诊的诊疗特点，在项目的选址及建设规模上已有大致选位及初步构想，随即需要确定发热门诊各个功能房间之间的组合方式及组合工艺，使建设方对建设内容形成初步思路。通过对历年规范的梳理及相关案例研究，梳理患者流线、医护流线、物资流线、污物流线，并依据此流线对功能房间进行组合工艺的梳理。

1. 患者流线

患者通过独立出入口进入发热门诊，医护人员对患者进行预检分诊并询问流行病学史，将非发热人员指引至普通诊室。发热病人进入候诊区，等候叫号后进入就诊区域，按照诊疗情况进行CT、超声等检查，在采样区域进行采样并送至检验室。经检查判定为疑似患者的进入留观区，经检查排除感染的人员诊疗后回家治疗。留观后确诊为感染者的进入当地定点医院进行后续医治（图2-9）。

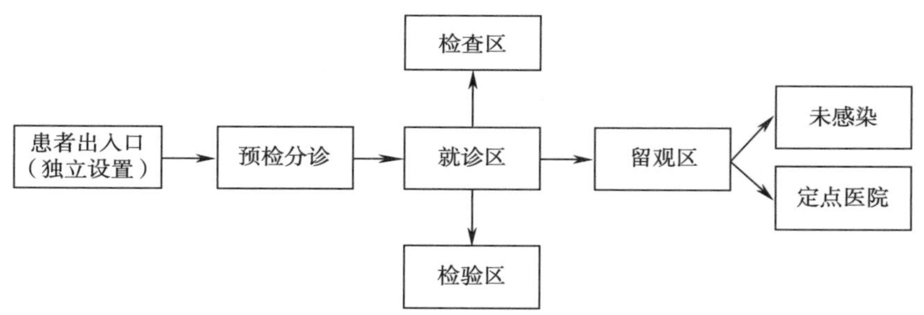

图2-9　患者流线示意图

2. 医护人员进入流线

医护人员通过独立出入口进入医护区，在更衣室更换个人衣物，然后进入一次缓冲间穿防护服，经二次缓冲后进入污染区。有条件的可在手术区医护走廊、CT控制室与医护走廊之间设缓冲间，尽量避免污染区与以上两区直接串联（图2-10）。

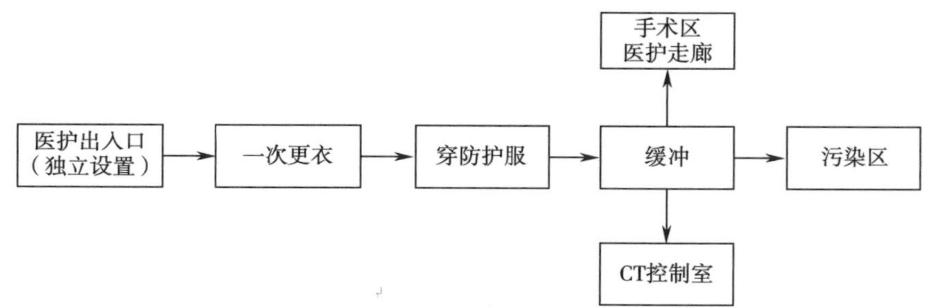

图2-10　医护人员进入流线示意图

3. 医护人员退回流线

医护人员于污染区完成工作后通过一脱区域脱卸防护服，进入二脱区域脱掉口罩、帽子，然后进入医护区走廊，经淋浴更衣后，穿着个人衣物离开或进入办公室办公、值班（图2-11）。

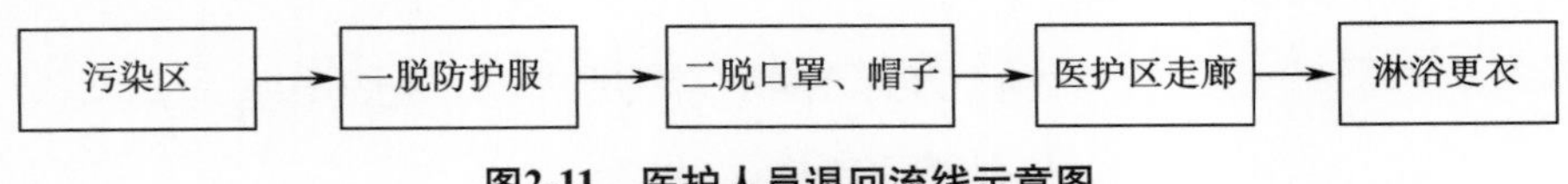

图2-11　医护人员退回流线示意图

4. 物资流线

外部物资由专人通过专用出入口运送至库房存放，经拆包整理后，通过缓冲区送至各个需求使用位置。若部分医院设置物资专用出入口较为困难，可将货物分类，分别通过医护出入口或患者出入口运送至两个区域的独立库房区（图2-12）。例如，防护服及办公医护物资可通过医护区入口进入清洁区库房，经消毒拆包后直接使用或通过缓冲区送至污染区房间。药品、一次性物品可在非收诊时段经患者出入口进入患者区，消毒拆包后存入库房，待使用时拆二次包装并发放使用。

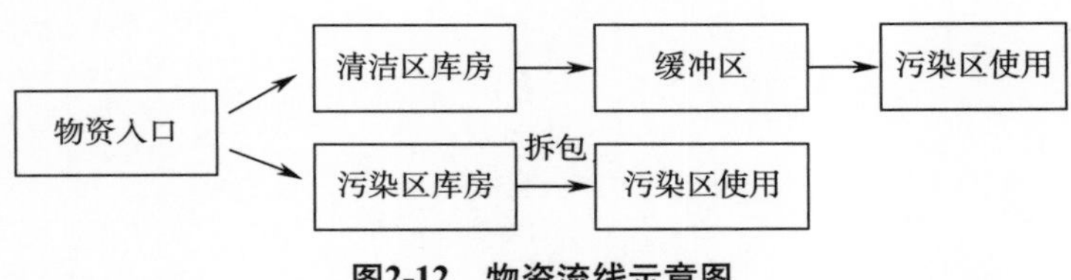

图2-12　物资流线示意图

5. 污物流线

门诊区污物、留观区污物各自打包后存放于污物暂存间，待污物车运送时打包送出。诊疗区处置室产生的医疗废物需直接打包运出。

6. 组合工艺

发热门诊项目需在较小的建筑面积条件下组织好患者、医护、货物、污物等流线，同时在功能组合之间表达出各个功能的相互联系性。系统化发热门诊工艺设计，使参建人员拥有一套可以看到功能需求、看懂功能布局要点的工艺流程图，成为建设方、设计方、施工方、使用方各方人员相互沟通的重要交通核。

四、功能布局

发热门诊基本配置单元需经过大量案例及医院院感专家和科室主任共同研究确定。首先确定各个功能模块的基本面积、尺寸限制及内部设备配置，然后依据不同建设需求提取不同功能模块，按照不同的建造方式进行重新组合，以达到建设目的。

（一）基本功能模块

1. 诊室

（1）平面图（图2-13）

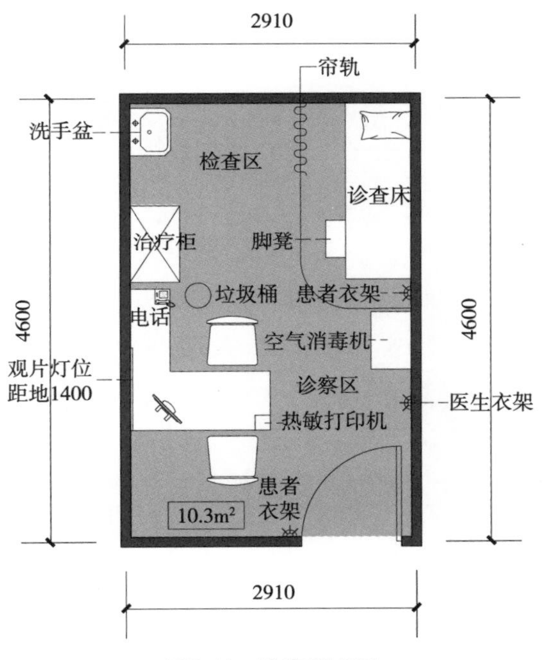

图2-13　诊室平面图

（2）流线示意图　患者进入诊室后，于诊查桌前进行初步问询，部分患者需要在诊查床上进行深入诊断。患者区配置患者衣架，方便患者脱外衣检查。医护区设置洗手盆、治疗柜，并与诊查床对向布置，转身即可对患者进行初步诊查与治疗，使用更加方便（图2-14）。

（3）设备需求表（表2-2）

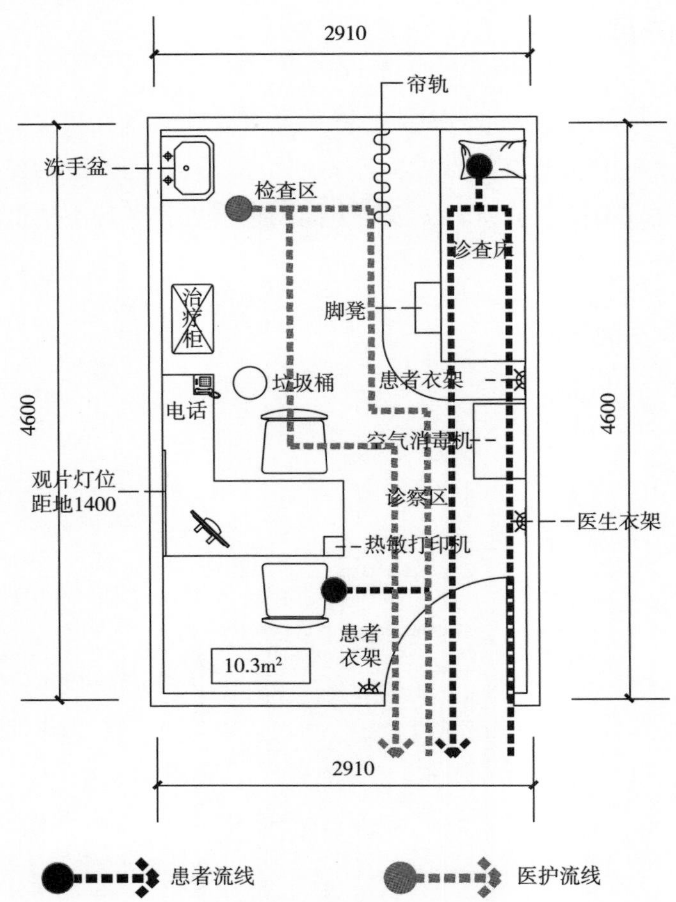

图2-14　诊室流线示意图

表2-2　诊室设备需求表

科室	负责人	设备名称	设备种类	家具来源	数量	尺寸/mm	材质	承重/kg	水	空调	电（电压/V）	UPS	电话	网络	其他特殊需求
诊室		计算机	信息设备	新购	1						220	有		内网	
		显示器	信息设备	新购	1						220	有			
		热敏打印机	信息设备	新购	1						220	有			
		观片灯	医疗设备	新购	1						220	有			

（续）

科室	负责人	设备名称	设备种类	家具来源	数量	尺寸/mm	材质	承重/kg	水	空调	电（电压/V）	UPS	电话	网络	其他特殊需求
诊室		电话	信息设备	新购	1								内线		
		计算机桌	生活设备	新购	1										
		计算机椅	生活设备	新购	1										
		方凳	生活设备	新购	1										
		诊察床	医疗设备	新购	1	现场测									
		身高体重秤	医疗设备	新购	1										
		水池	生活设备	新购	1				感应冷热水						
		感应手消设备	医疗设备	新购	1						220				
		治疗柜	医疗设备	新购	2	现场测									
		一键呼救	信息设备	新购	1	现场测						有			
		排队叫号	信息设备	新购	1	现场测									
		空气消毒机	医疗设备	已有	1						220	有			

（4）平立面组合图（图2-15）

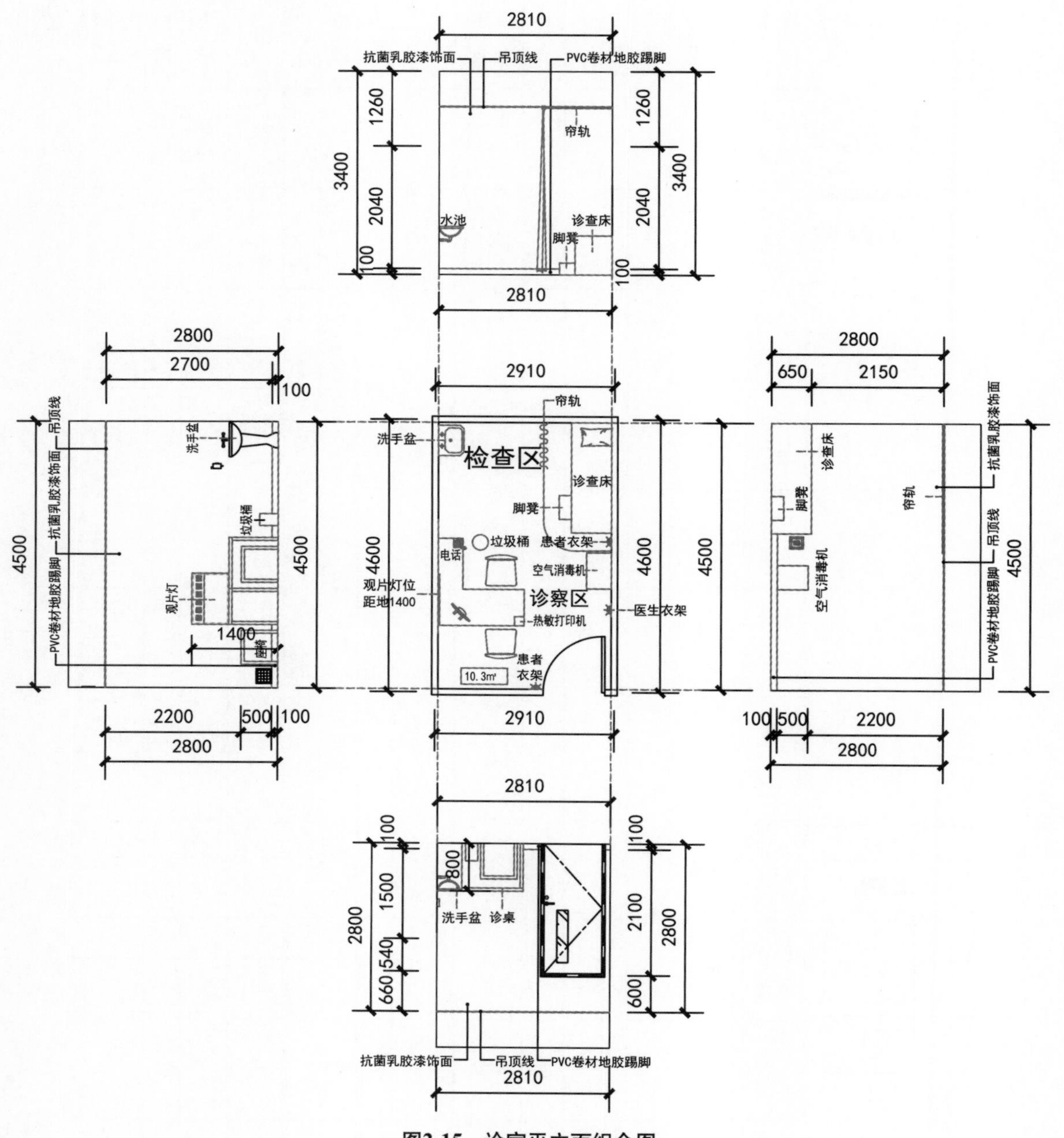

图2-15　诊室平立面组合图

（5）平顶地组合图（图2-16）

（6）暖通空调示意图（图2-17）

（7）动力与照明（表2-3、图2-18）

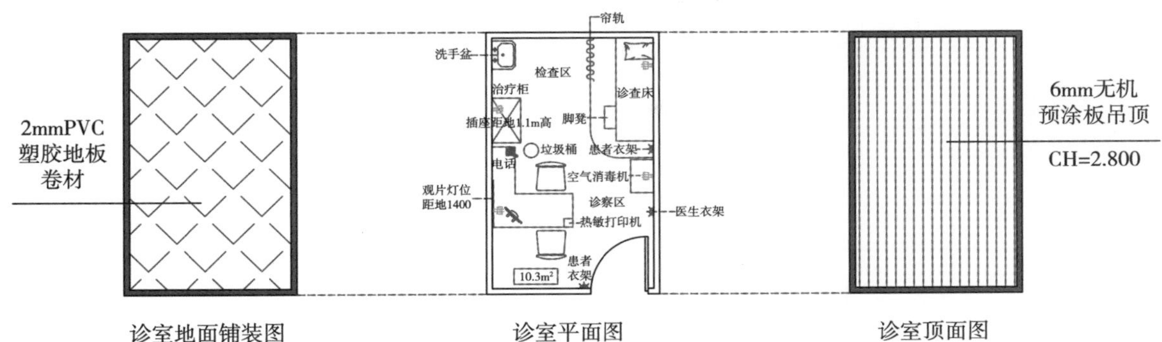

图2-16 诊室平顶地组合图

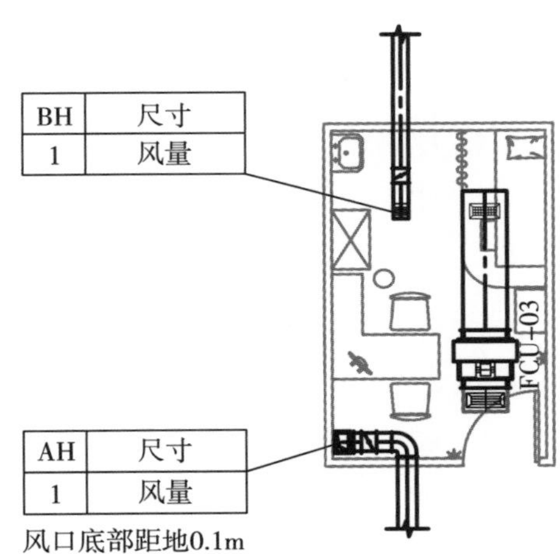

图2-17 诊室暖通空调示意图

表2-3 动力与照明主要设备图例

图例	名称	图例	名称
■	IT 隔离变压器及配电箱	E	应急 LED 照明灯
XD	医疗专用插座箱	■	手术室配电箱
ZK	中央情报控制面板	LEB	等电位箱
G	医用气体终端		安全型五孔普通插座
M	电动门	MEB	总等电位箱
⊙	摇臂式吊塔	±	空调室内机
XK	观片灯	□	手术台接线盒
ST	嵌入式暗装书写台灯	LEB	局部等电位端子箱
BW	保温柜		LED 照明灯

（续）

图例	名称	图例	名称
	空调室内机调速开关		（单）双联单控开关
	LED 灯具		感烟探测器
	双控开关		

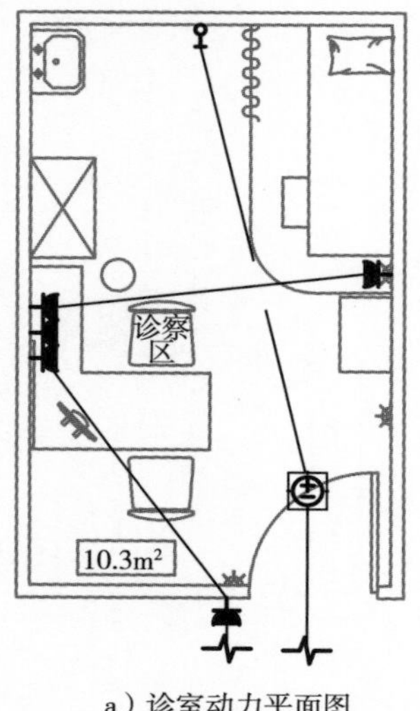

a）诊室动力平面图

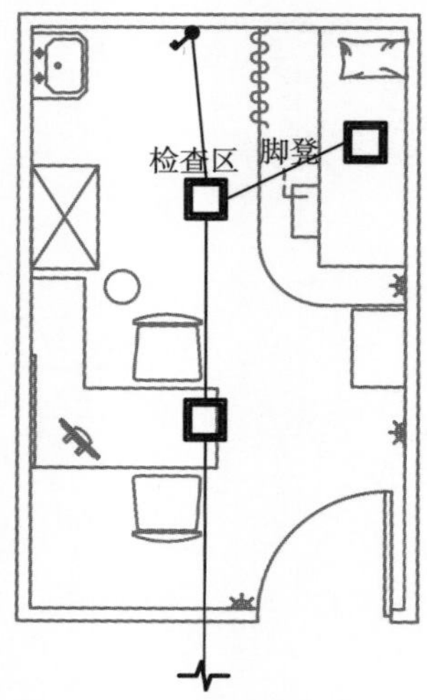

b）诊室照明平面图

图2-18　诊室动力与照明示意图

（8）智能化主要设备（图2-19、表2-4）

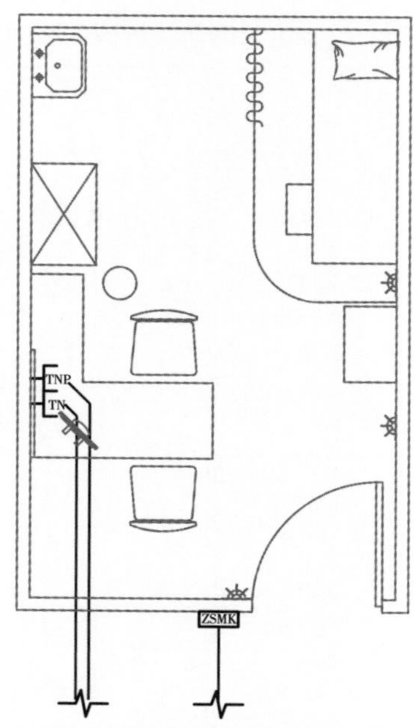

图2-19　诊室智能化平面图

表2-4　诊室智能化主要设备图例、规格型号及安装方式

图例	名称	规格型号	安装方式
TN	单孔内网插座	RJ45	距地 0.3m 暗装
2TN	双孔内网插座	2×RJ45	距地 0.3m 暗装
TNP	双孔插座（1 语音 1 内网）	2×RJ45	距地 0.3m 暗装
ZSMK	诊室门口机	由专业公司提供	距地 1.5m 安装
2TN	双孔内网插座	2×RJ45	吊顶内预留
AP	无线 AP	由专业公司提供	吸顶安装
	手术室专用摄像机	由专业公司提供	吸顶安装
	控制面板	由专业公司提供	嵌墙安装
	扬声器	由专业公司提供	吸顶安装

2. 药房

（1）平面图（图2-20）

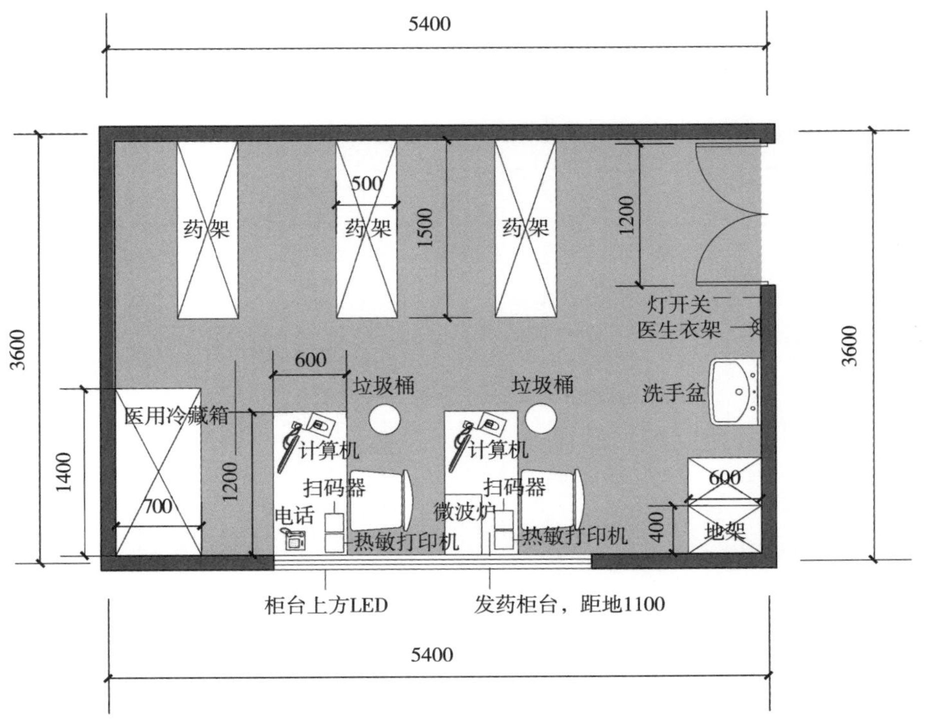

图2-20　药房平面图

(2)设备需求表(表2-5)

表2-5　药房设备需求表

科室	房间名称	设备名称	设备种类	家具	家具来源	数量	尺寸 /mm	材质	承重 /kg	水	空调	电(功率 /kW)	电(电压/V)	UPS	电话	网络	其他特殊需求	备注
药剂科	药房(发热门诊)	计算机	信息设备			2					恒温恒湿			无		内网		
				办公桌(需配套椅子)	新购	2	1200×600	木质										高度需与发药窗口高度相匹配
		水池	生活设备		新购	1		陶瓷		感应冷热水								
		电话	信息设备		已有	1										内网		
		医用冷藏箱	医疗设备		已有	1						0.9	220	无				海尔双开门
		药架	医疗设备		已有	4	1500×500×2000	不锈钢										铁质漆面,以节为单位计
		微波炉	生活设备		新购	1							220					
		值班椅	生活设备		新购	1												
		地架	医疗设备		已有	4	600×400	塑料										
		热敏打印机	信息设备		新购	2												
		扫码器	信息设备		新购	2												

注:1.“医疗设备”为临床工程处采购设备,“信息设备”为信息处采购设备,“生活设备”为采购中心采购设备或基建采购设备,如开水炉、微波炉等。

2. 对于大型医疗设备,其具体用电、自重等参数要求,请联系临床工程处提供。

（3）平立面组合图（图2-21）

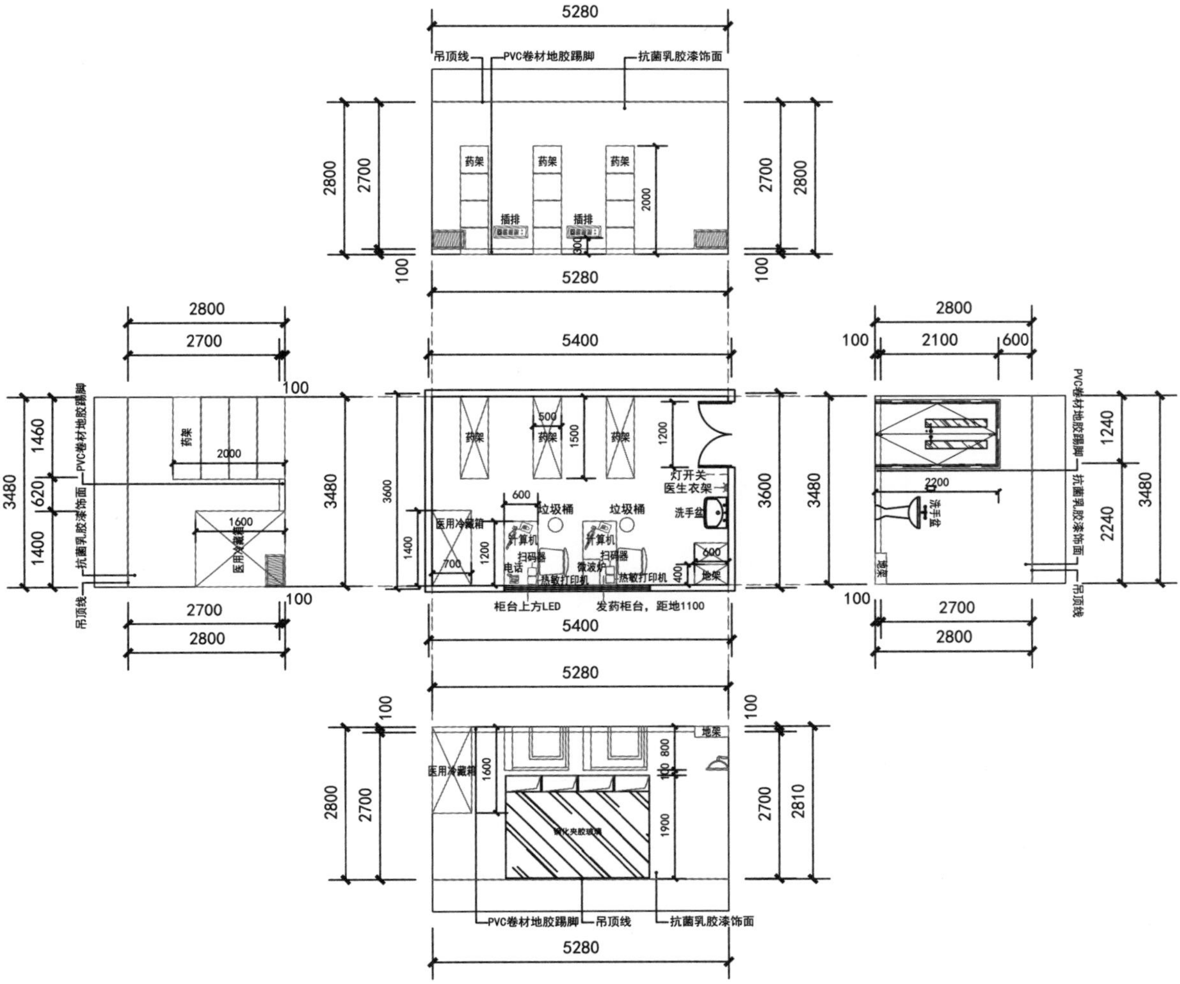

图2-21　药房平立面组合图

（4）平顶地组合图（图2-22）

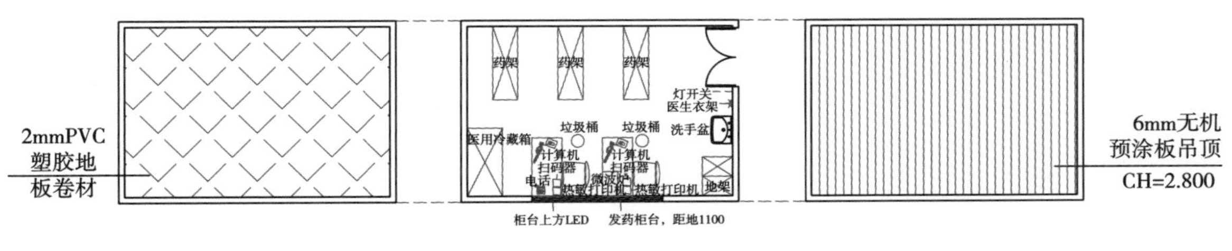

药房地面铺装图　　药房平面图　　药房顶面图

图2-22　药房平顶地组合图

（5）暖通示意图（图2-23）

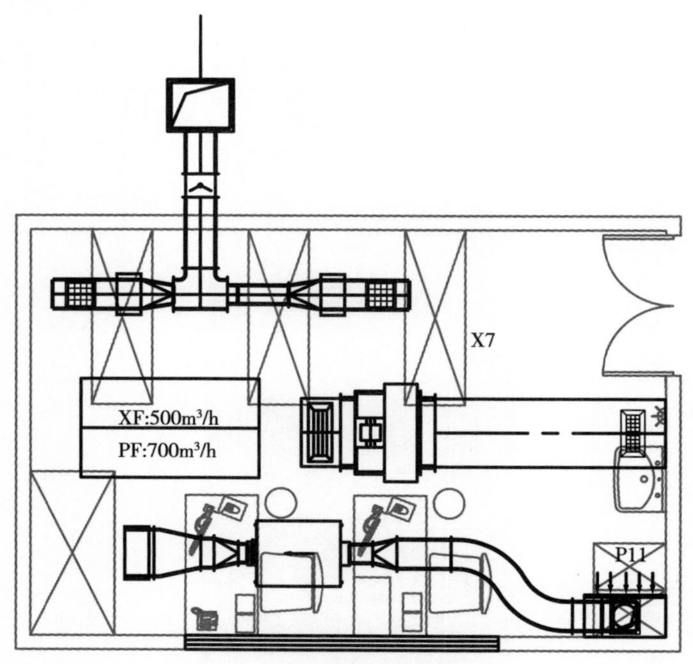

图2-23 药房通风平面图

（6）动力与照明（表2-6、图2-24、图2-25）

表2-6 药房主要设备图例

图例	名称	图例	名称
■	IT 隔离变压器及配电箱	E	应急 LED 照明灯
XD	医疗专用插座箱	■	手术室配电箱
ZK	中央情报控制面板	LEB	等电位箱
G	医用气体终端		安全型五孔普通插座
M	电动门	BW	保温柜
⊙	摇臂式吊塔	□	手术台接线盒
XK	观片灯	LEB	局部等电位端子箱
ST	嵌入式暗装书写台灯		LED 照明灯

（续）

图例	名称	图例	名称
MEB	总等电位箱		双控开关
	空调室内机		（单）双联单控开关
	空调室内机调速开关		感烟探测器
	LED 灯具		

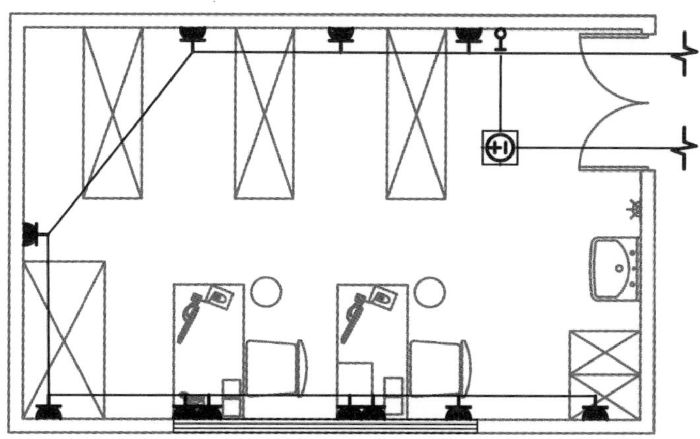

图2-24　药房动力平面图

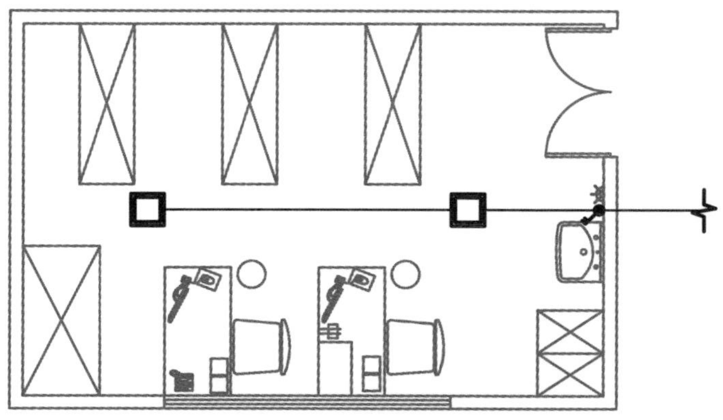

图2-25　药房照明平面图

（7）智能化主要设备（图2-26、表2-7）

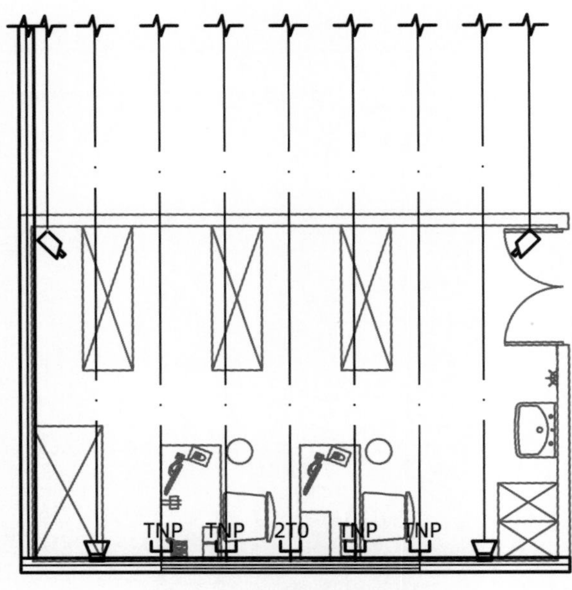

图2-26　药房智能化平面图

表2-7　药房智能化主要设备图例、规格型号及安装方式

图例	名称	规格型号	安装方式
TN	单孔内网插座	RJ45	距地 0.3m 暗装
2TN	双孔内网插座	2 × RJ45	距地 0.3m 暗装
TNP	双孔插座（1 语音 1 内网）	2 × RJ45	距地 0.3m 暗装
ZSMK	诊室门口机	由专业公司提供	距地 1.5m 安装
2TN	双孔内网插座	2 × RJ45	吊顶内预留
AP	无线 AP	由专业公司提供	吸顶安装
	手术室专用摄像机	由专业公司提供	吸顶安装
	控制面板	由专业公司提供	嵌墙安装
	扬声器	由专业公司提供	吸顶安装

3. CT 室

（1）平面图（图2-27）

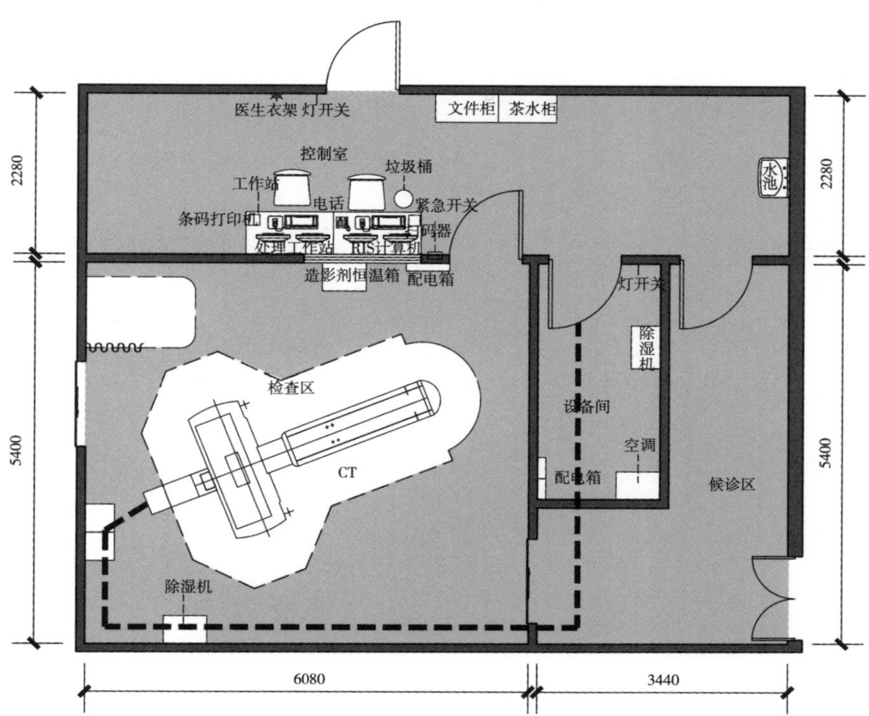

图2-27 CT室平面图

（2）流线示意图（图2-28）

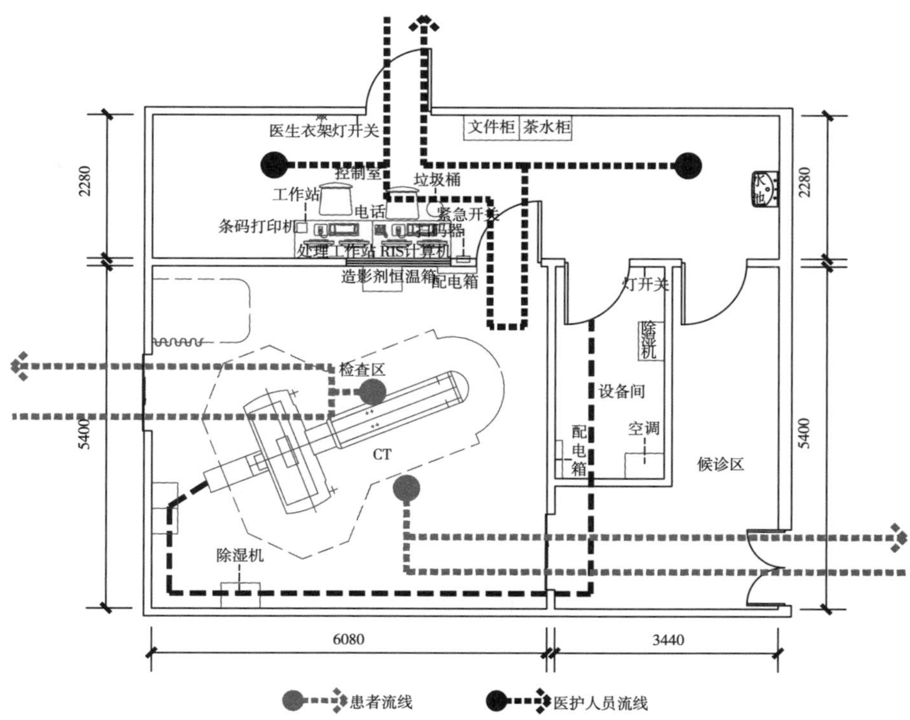

图2-28 CT室流线示意图

（3）设备需求表（表2-8）

表2-8　CT室设备需求表

科室	房间名称	设备名称	设备种类	家具	家具来源	数量	尺寸/mm	材质	承重/kg	水	空调	电（功率/kW）	电（电压/V）	UPS	电话	网络	其他特殊需求	备注
放射科	控制室	水池（清水）	生活设备		新购	1				冷热水								
		椅子	生活设备		新购	4												
		计算机	信息设备		新购	1							220	无		内网		
		电话	信息设备		新购	1									内线			
		报告打印机	信息设备		新购	1												
		扫码器	信息设备		新购	2												
		热敏打印机	信息设备		新购	1												
		条码打印机	信息设备		新购	1												
		空调				1							220					
		CT 机后处理工作站				4												
		CT 机主台				3												
		RIS 计算机				2												
		热敏打印机				1												
		报告打印机				1												
		条码打印机				1												
		CT 机后处理工作站				2										内网		
		CT 机主台				1												
		RIS 计算机				1												
		电话				1												

（续）

科室	房间名称	设备名称	设备种类	家具	家具来源	数量	尺寸 /mm	材质	承重 /kg	水	空调	电（功率 /kW）	电（电压 /V）	UPS	电话	网络	其他特殊需求	备注
放射科	控制室			文件柜	新购	1	860 × 400 × 1800											
				茶水柜	新购	1	1000 × 400 × 8500											
	设备间	强电			新购	4												
		弱电			新购	4										内网		
		空调	生活设备		新购	1												
	CT 机房	空调				1												
		除湿机				1												
		高压注射器				2												
		造影剂恒温箱				1												
		紫外线消毒灯				1												
		氧气、空气、负压	医疗设备		新购	1												
		空调	生活设备		新购	1												

（4）平立面组合图（图2-29）

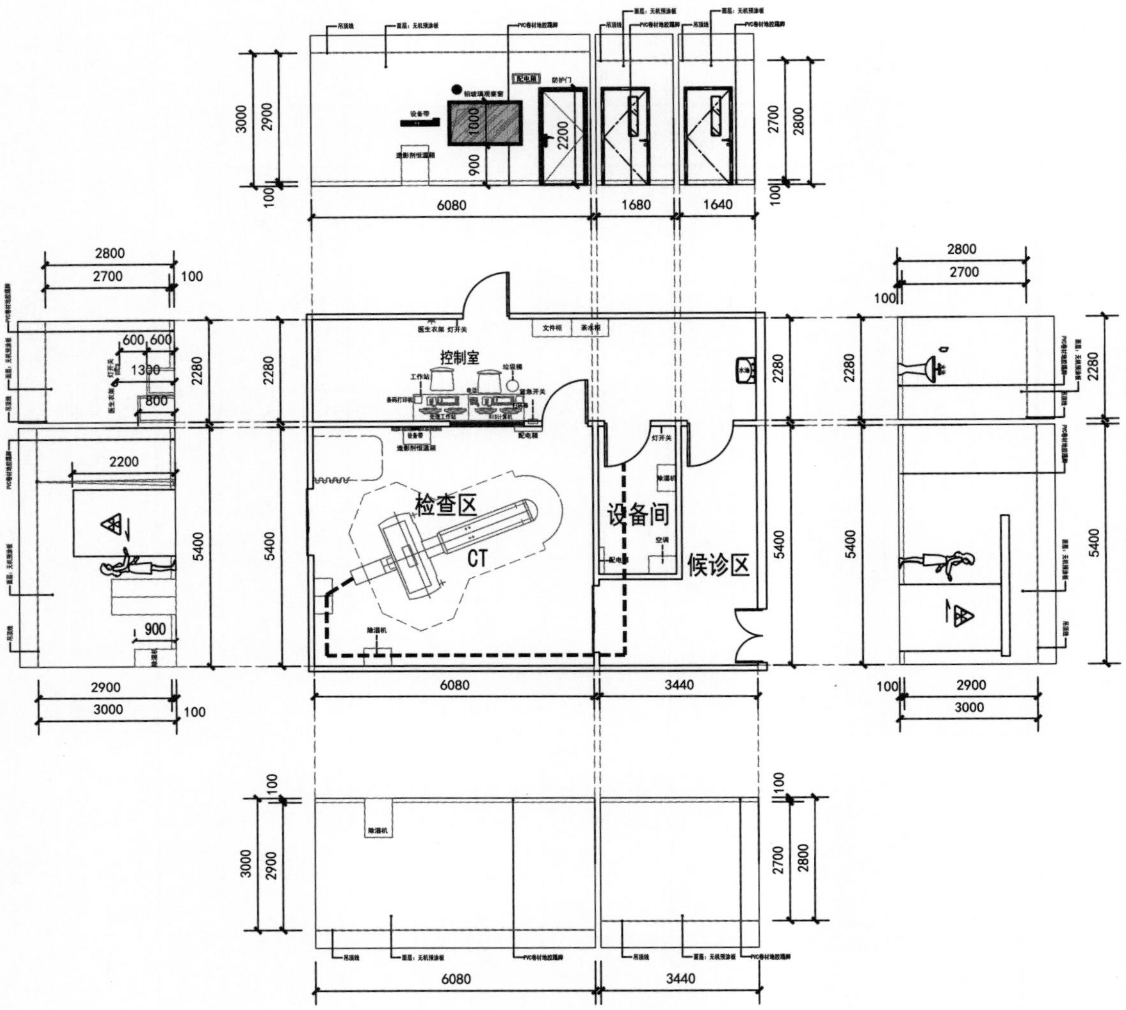

图2-29　CT室平立面组合图

（5）平顶地组合图（图2-30）

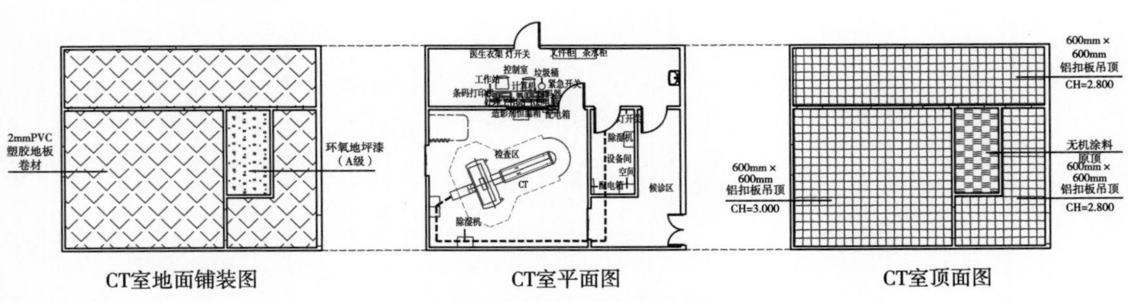

CT室地面铺装图　　CT室平面图　　CT室顶面图

图2-30　CT室平顶地组合图

（6）暖通示意图（图2-31）

（7）动力与照明（表2-9、图2-32、图2-33）

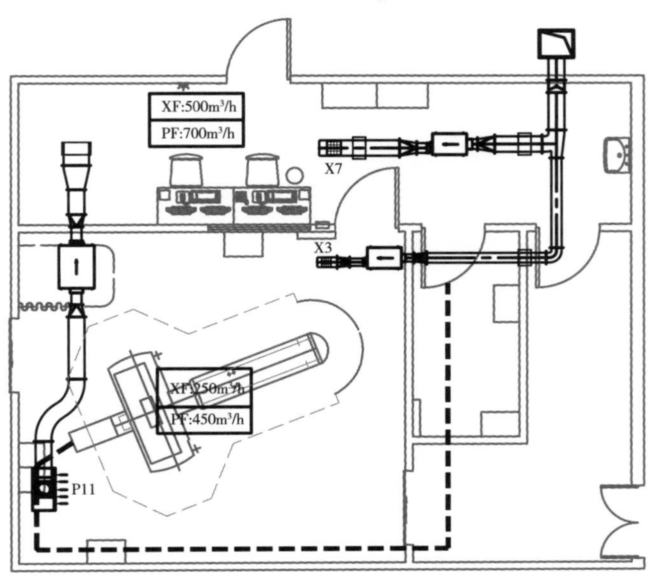

图2-31　CT室暖通示意图

表2-9　CT室主要设备图例

图例	名称	图例	名称
	IT 隔离变压器及配电箱	E	应急 LED 照明灯
XD	医疗专用插座箱		手术室配电箱
ZK	中央情报控制面板	LEB	等电位箱
G	医用气体终端		安全型五孔普通插座
M	电动门	MEB	总等电位箱
	摇臂式吊塔		空调室内机
XK	观片灯		空调室内机调速开关
ST	嵌入式暗装书写台灯		LED 灯具
BW	保温柜		双控开关
	手术台接线盒		（单）双联单控开关
LEB	局部等电位端子箱	S	感烟探测器
	LED 照明灯		

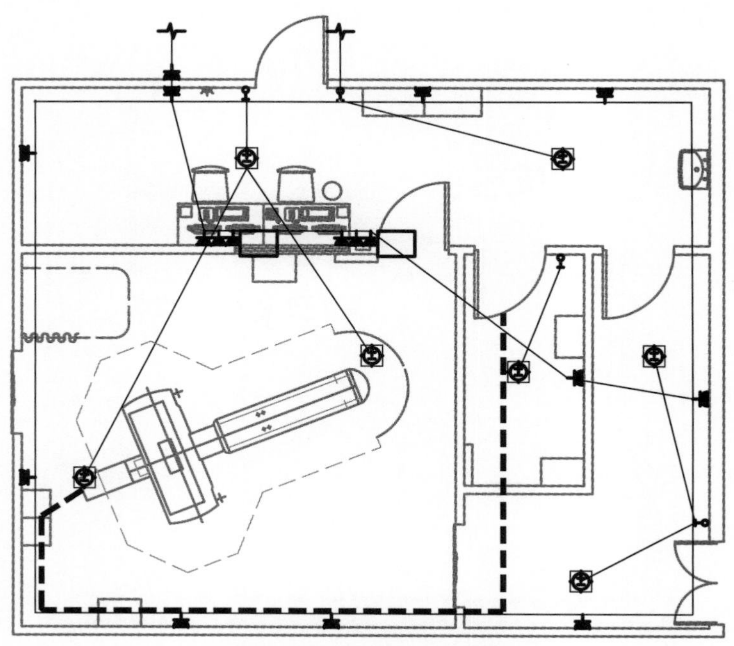

图2-32　CT室动力平面图

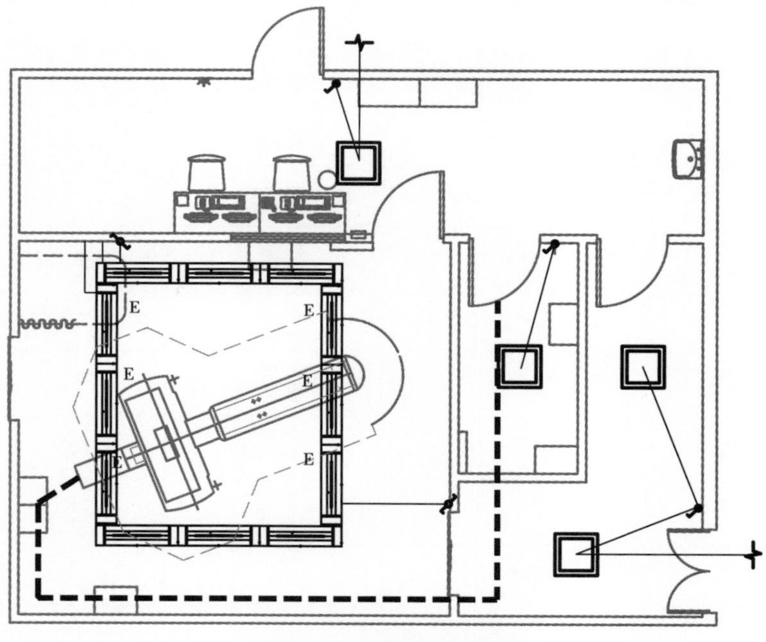

图2-33　CT室照明平面图

（8）智能化主要设备（图2-34、表2-10）

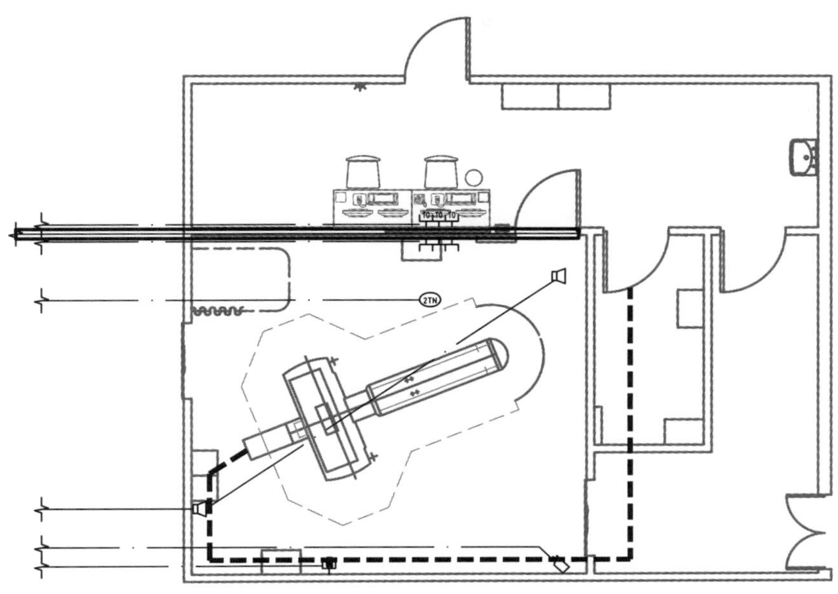

图2-34　CT室智能化平面图

表2-10　CT室智能化主要设备图例、规格型号及安装方式

图例	名称	规格型号	安装方式
TN	单孔内网插座	RJ45	距地 0.3m 暗装
2TN	双孔内网插座	2 × RJ45	距地 0.3m 暗装
TNP	双孔插座（1 语音 1 内网）	2 × RJ45	距地 0.3m 暗装
ZSMK	诊室门口机	由专业公司提供	距地 1.5m 安装
2TN	双孔内网插座	2 × RJ45	吊顶内预留
AP	无线 AP	由专业公司提供	吸顶安装
	手术室专用摄像机	由专业公司提供	吸顶安装
	控制面板	由专业公司提供	嵌墙安装
	扬声器	由专业公司提供	吸顶安装

4. 检验科

（1）平面图（图2-35）

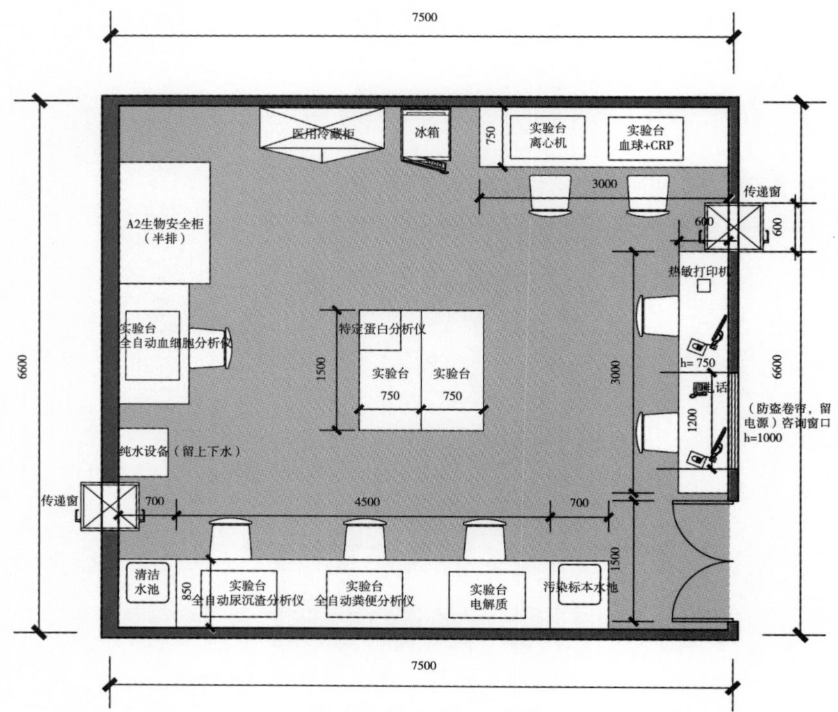

图2-35　检验科平面图

（2）流线示意图（图2-36）

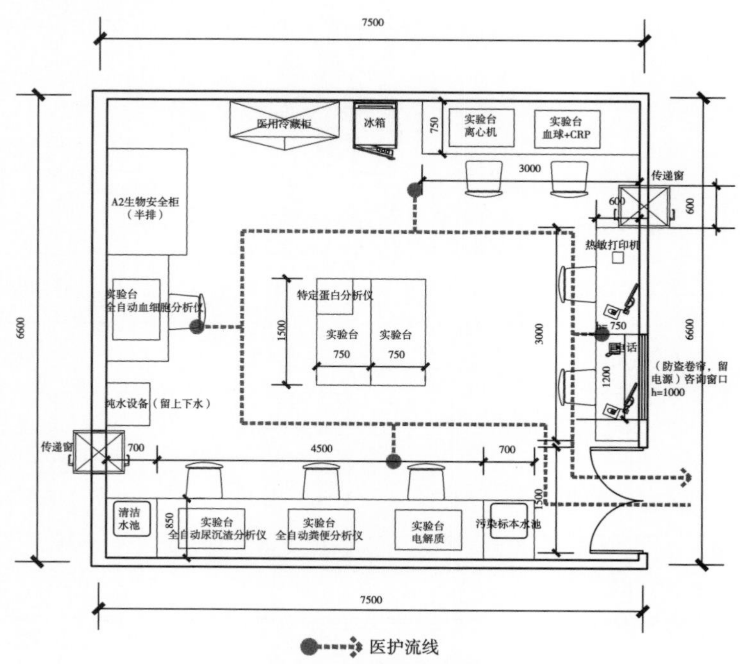

图2-36　检验科流线示意图

（3）设备需求表（表2-11）

表2-11 检验科设备需求表

科室	房间名称	设备名称	设备种类	家具	家具来源	数量	尺寸 /mm	材质	承重 /kg	水	空调	电（功率 /kW）	电（电压 /V）	UPS	电话	网络	其他特殊需求	备注
检验科	检验科	实验台	医疗设备			1	2000 × 900	不锈钢										全自动血细胞分析仪 + 普门特定蛋白仪使用
		实验台	医疗设备			1	1200 × 900	不锈钢										全自动血凝分析仪使用
		实验台	医疗设备			1	1200 × 900	不锈钢										特定蛋白仪使用
		实验台	医疗设备			1	2000 × 1200	不锈钢										全自动尿液分析仪 + 自动尿沉渣分析仪使用
		实验台	医疗设备			1	1200 × 900	不锈钢										全自动粪便分析仪使用
		实验台	医疗设备			1	1200 × 900	不锈钢										血气 / 电解质分析仪使用
		实验台	医疗设备			1	1200 × 900	不锈钢										计算机使用
		水池	医疗设备			1				冷水							嵌入实验台中	清洁水池
		水池	医疗设备			1				冷水							嵌入实验台中	污染水池
		计算机	信息设备			2												
		办公椅	生活设备			2												

（续）

科室	房间名称	设备名称	设备种类	家具	家具来源	数量	尺寸 /mm	材质	承重 /kg	水	空调	电（功率 /kW）	电（电压 /V）	UPS	电话	网络	其他特殊需求	备注
检验科	检验科	全自动血细胞分析仪	医疗设备			1	645 × 855 × 755							有		内网	UPS 电源插口均需使用 16A 面板	
		全自动尿液分析仪	医疗设备			1	638 × 709 × 829							有		内网		
		全自动粪便分析仪	医疗设备			1	700 × 580 × 800							有		内网		
		全自动尿沉渣分析仪	医疗设备			1	760 × 855 × 754							有		内网		
		全自动血凝分析仪	医疗设备			1	638 × 702 × 829							有		内网		
		特定蛋白仪	医疗设备			1	700 × 620 × 700							有		内网		
		特定蛋白仪	医疗设备			1	700 × 620 × 700							有		内网		
		血气 / 电解质分析仪	医疗设备			1								无		内网		
		A2 生物安全柜	医疗设备			1	1100 × 2200 × 750							无			实验室门高需超过 2.3m，已通过设备	
											普通空调			无				
		电话机	信息设备			1									内线			
		冰箱	医疗设备			2												

注：1. “医疗设备”为临床工程处采购设备，“信息设备”为信息处采购设备，“生活设备”为采购中心采购设备或基建采购设备，如开水炉、微波炉等。
2. 对于大型医疗设备，其具体用电、自重等参数要求，请联系临床工程处提供。

（4）平立面组合图（图2-37）

图2-37　检验科平立面组合图

（5）平顶地组合图（图2-38）

检验科地面铺装图　　检验科平面图　　检验科顶面图

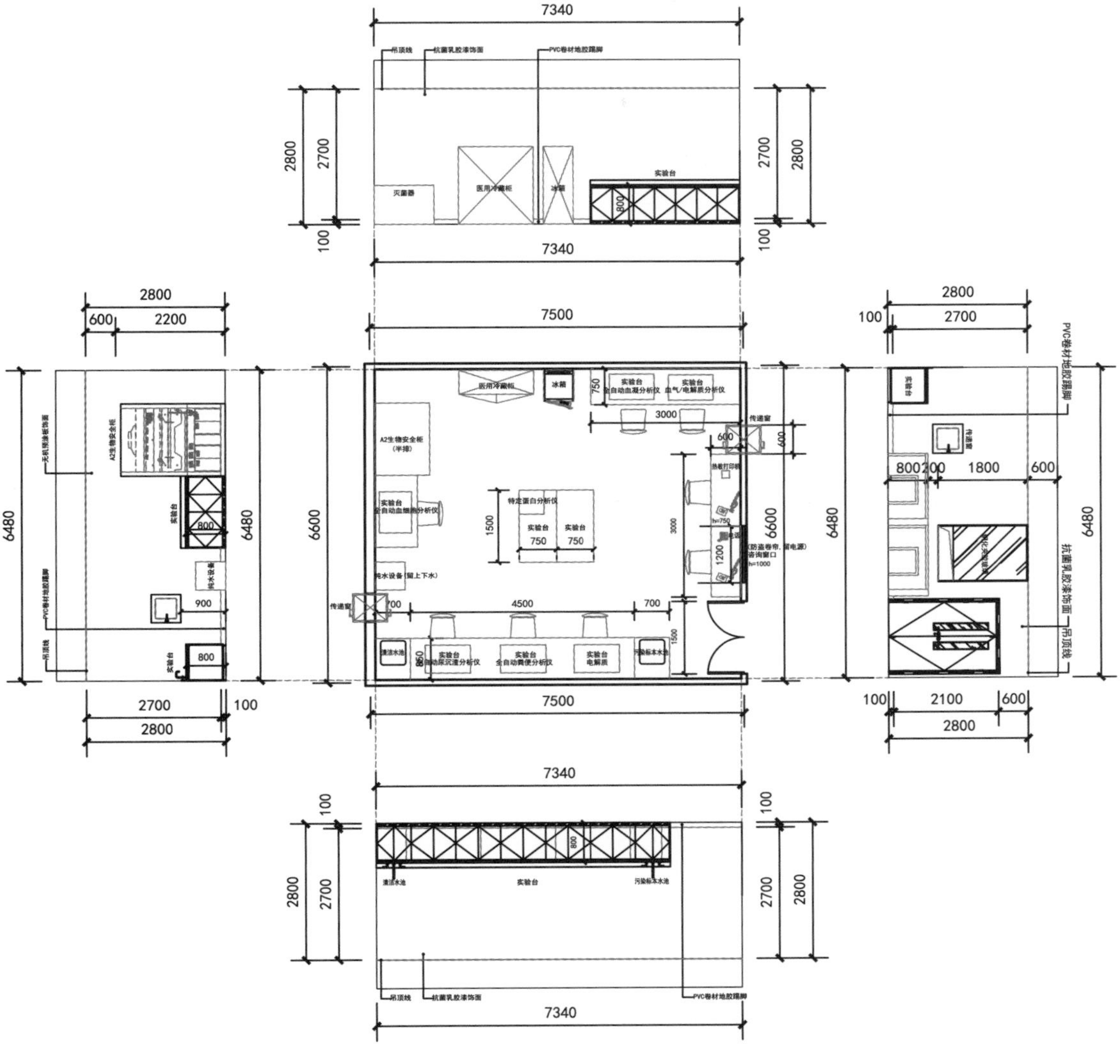

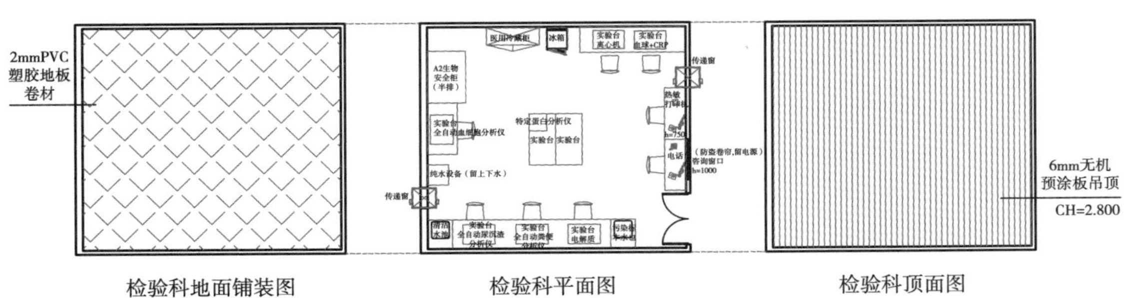

图2-38　检验科平顶地组合图

（6）暖通示意图（图2-39）

（7）动力与照明（表2-12、图2-40、图2-41）

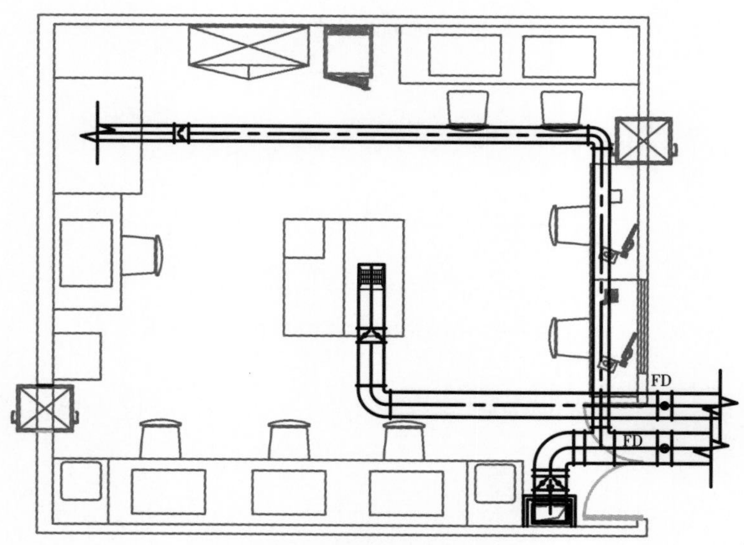

图2-39 检验科通风平面图

表2-12 检验科主要设备图例

图例	名称	图例	名称
▬	IT 隔离变压器及配电箱	E	应急 LED 照明灯
XD	医疗专用插座箱	▬	手术室配电箱
ZK	中央情报控制面板	LEB	等电位箱
G	医用气体终端		安全型五孔普通插座
M	电动门	MEB	总等电位箱
⊙	摇臂式吊塔	±	空调室内机
XK	观片灯		空调室内机调速开关
ST	嵌入式暗装书写台灯		LED 灯具
BW	保温柜		双控开关
	手术台接线盒		（单）双联单控开关
LEB	局部等电位端子箱	S	感烟探测器
	LED 照明灯		

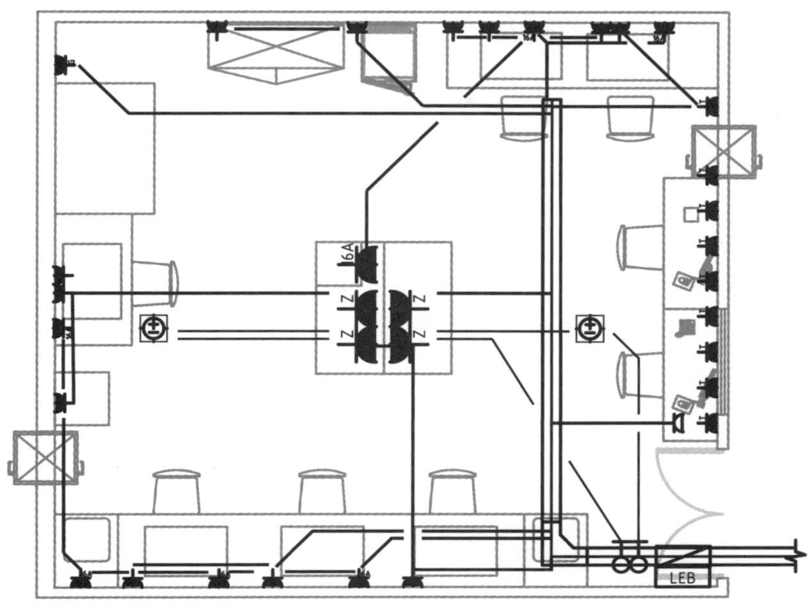

图2-40　检验科动力平面图

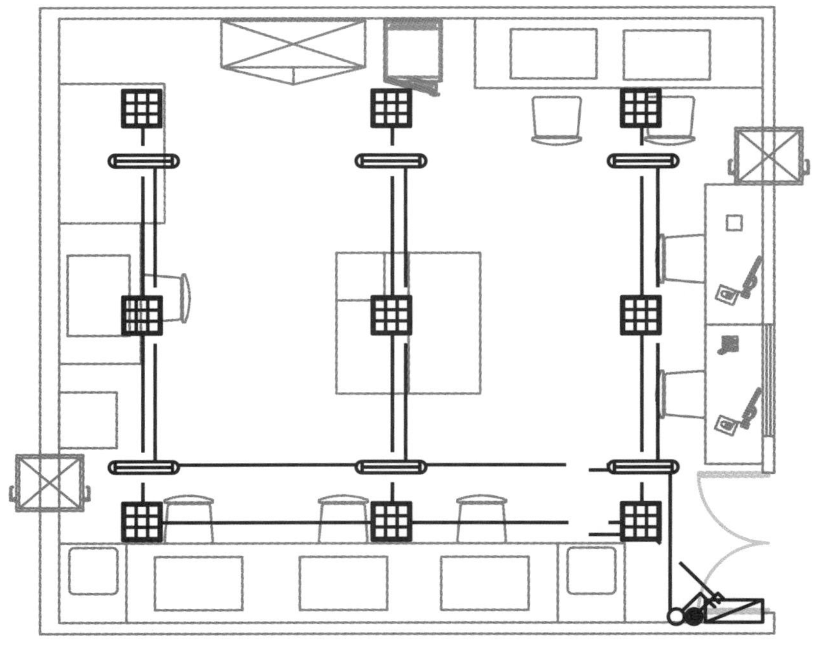

图2-41　检验科照明平面图

（8）智能化主要设备（图2-42、表2-13）

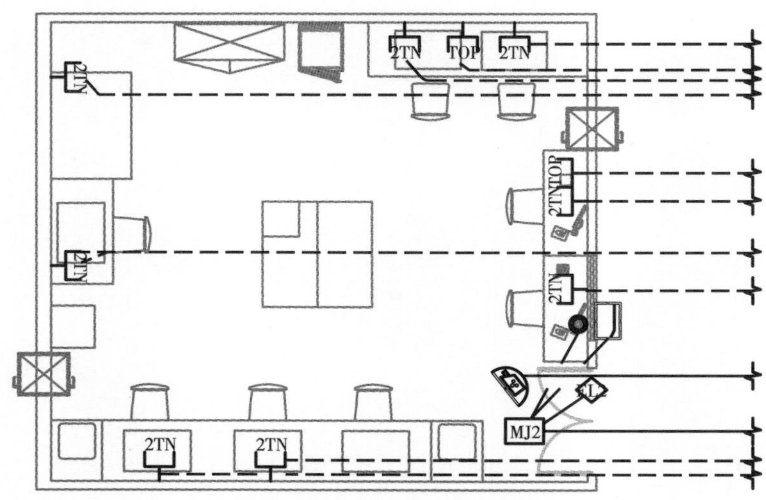

图2-42　检验科房智能化平面图

表2-13　检验科智能化主要设备图例、规格型号及安装方式

图例	名称	规格型号	安装方式
TN	单孔内网插座	RJ45	距地 0.3m 暗装
2TN	双孔内网插座	2 × RJ45	距地 0.3m 暗装
TNP	双孔插座（1 语音 1 内网）	2 × RJ45	距地 0.3m 暗装
ZSMK	诊室门口机	由专业公司提供	距地 1.5m 安装
2TN	双孔内网插座	2 × RJ45	吊顶内预留
AP	无线 AP	由专业公司提供	吸顶安装
	手术室专用摄像机	由专业公司提供	吸顶安装
	控制面板	由专业公司提供	嵌墙安装
	扬声器	由专业公司提供	吸顶安装

5. 手术室（选配）

（1）平面图（图2-43）

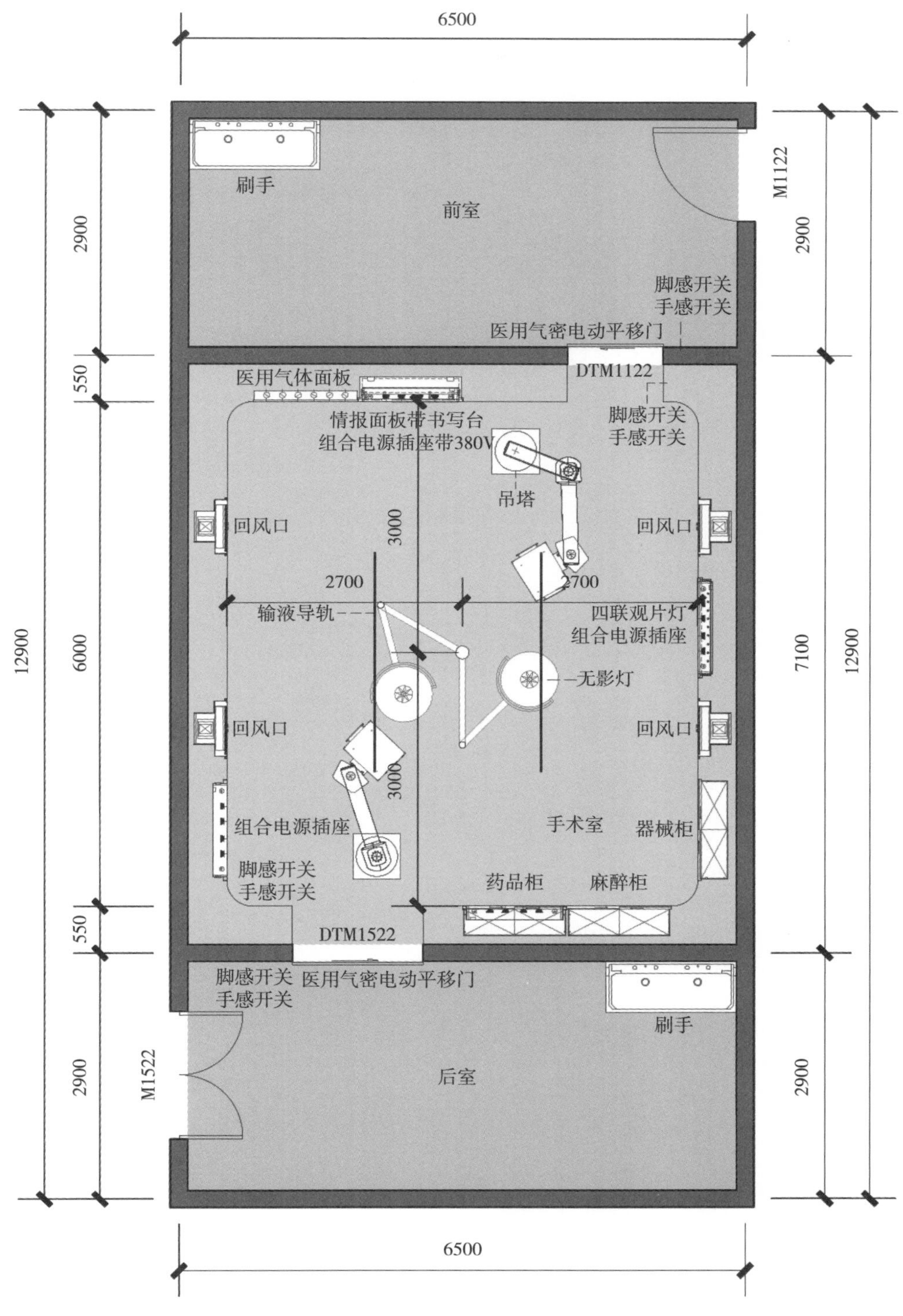

图2-43　手术室平面图

（2）流线示意图（图2-44）

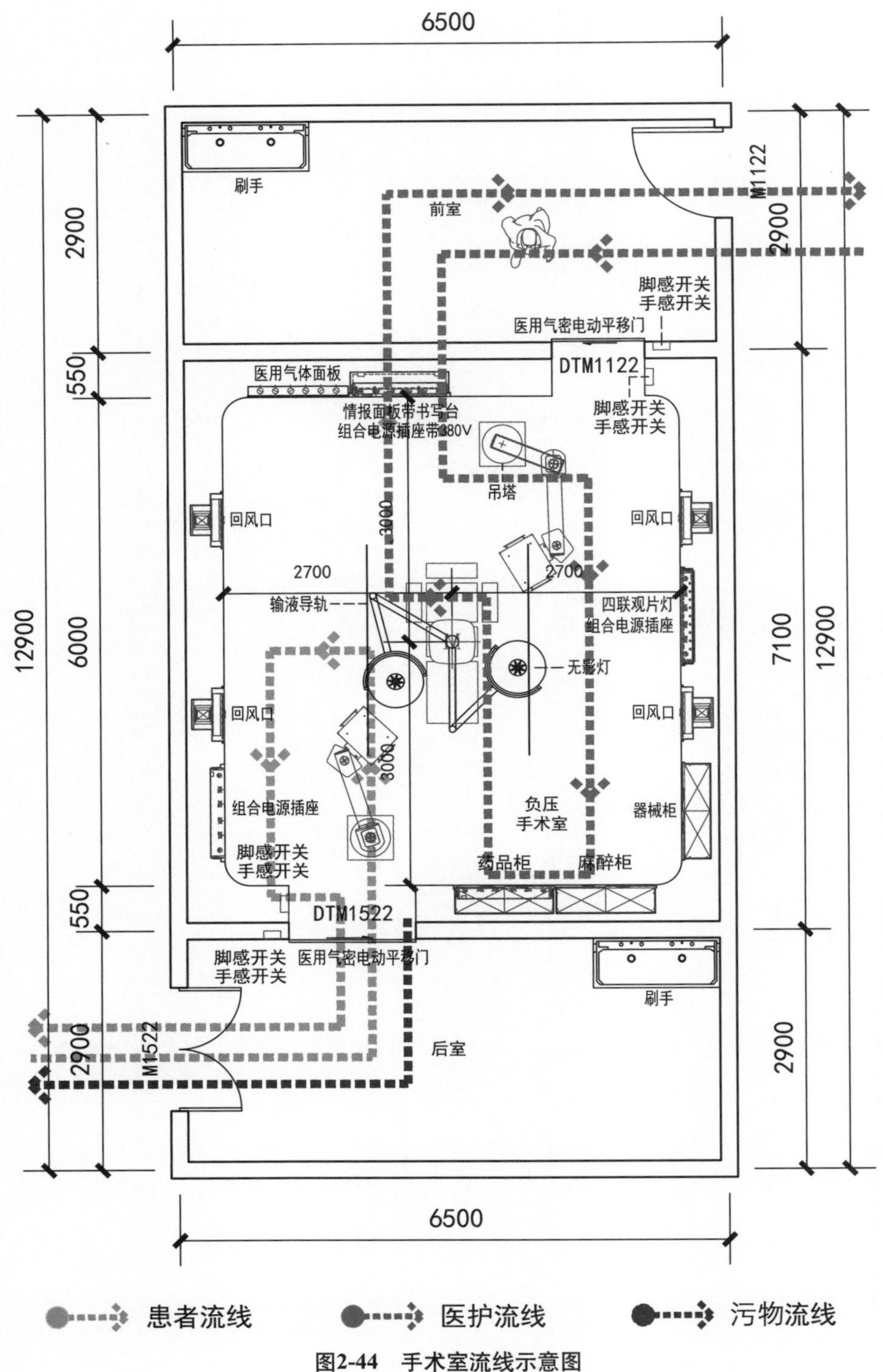

图2-44　手术室流线示意图

（3）设备需求表（表2-14）

表2-14　手术室设备需求表

科室	设备名称	数量	尺寸 /mm	水	空调	电（功率 /kW）	电（电压 /V）	UPS	电话	网络	其他特殊需求	备注
手术室	手术床	1	2100×600×1200			0.4	220	有				
	无影灯	1	根据临床需求，吊顶的无影灯不占用地面空间，落地的无影灯底座尺寸：800×800			0.53	220	有				
	麻醉机	1	800×1370×800				220	有				
	负压吸引器	1										通过负压表直连墙上的气源，无供电需求
	监护仪	1	监护仪一般放置于麻醉机顶部，不占用水平空间			0.48	220	无				
	输液泵	1	1400×2200×2000			0.04	220					
	注射泵	1	注射泵均位于一根输液架上，不占用水平空间			0.04	220					
	除颤仪	1	173×262×208			0.432	220					
	可视喉镜	1	手持式的插管喉镜，重复洗消，与医疗器械一起准备，不占用空间									
	新生儿辐射保暖台	1				1.8	220	有				
	胎心多普勒	1	265×155×180			0.035	220	无				

（4）平立面组合图（图2-45）

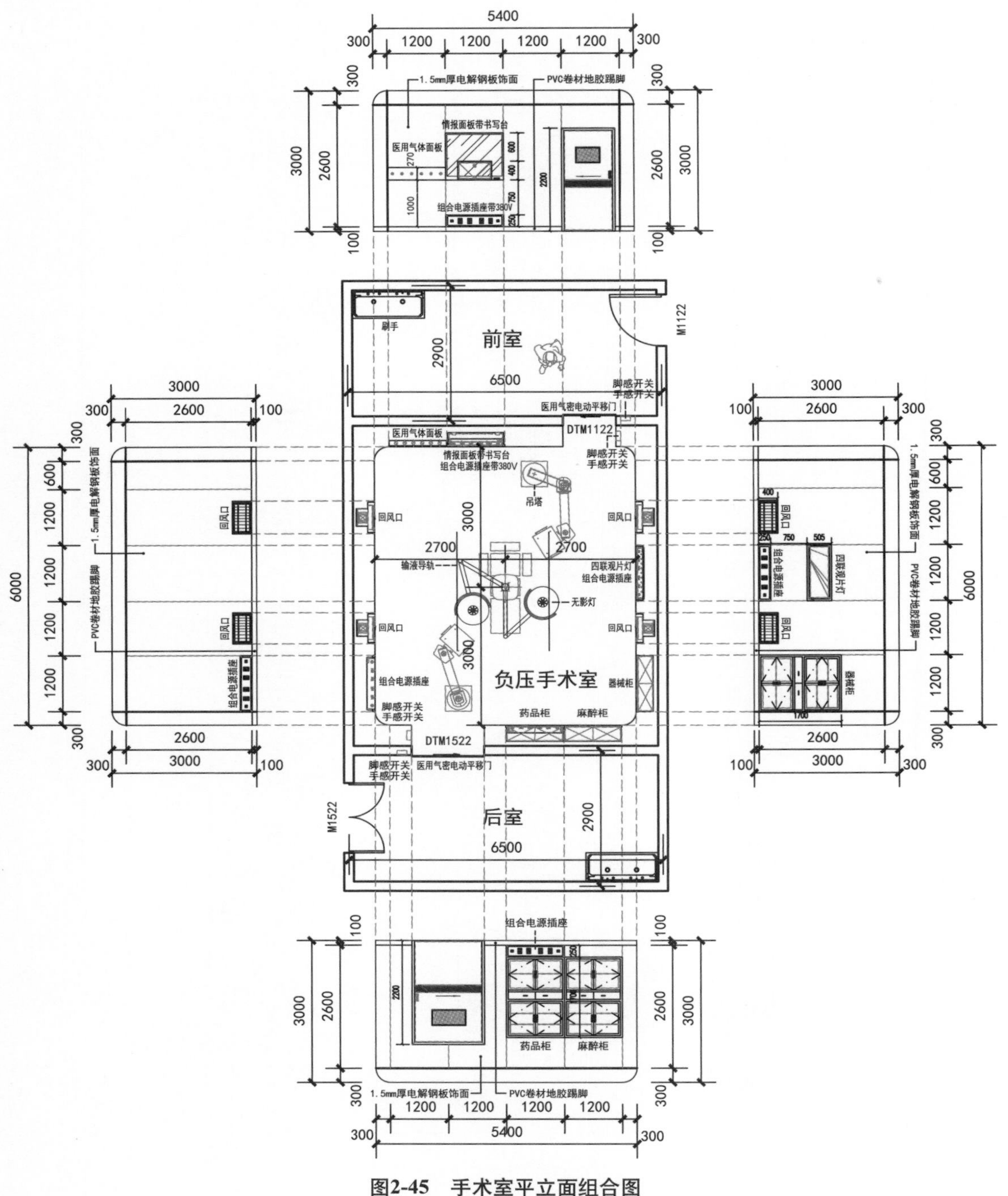

图2-45 手术室平立面组合图

（5）平顶地组合图（图2-46）

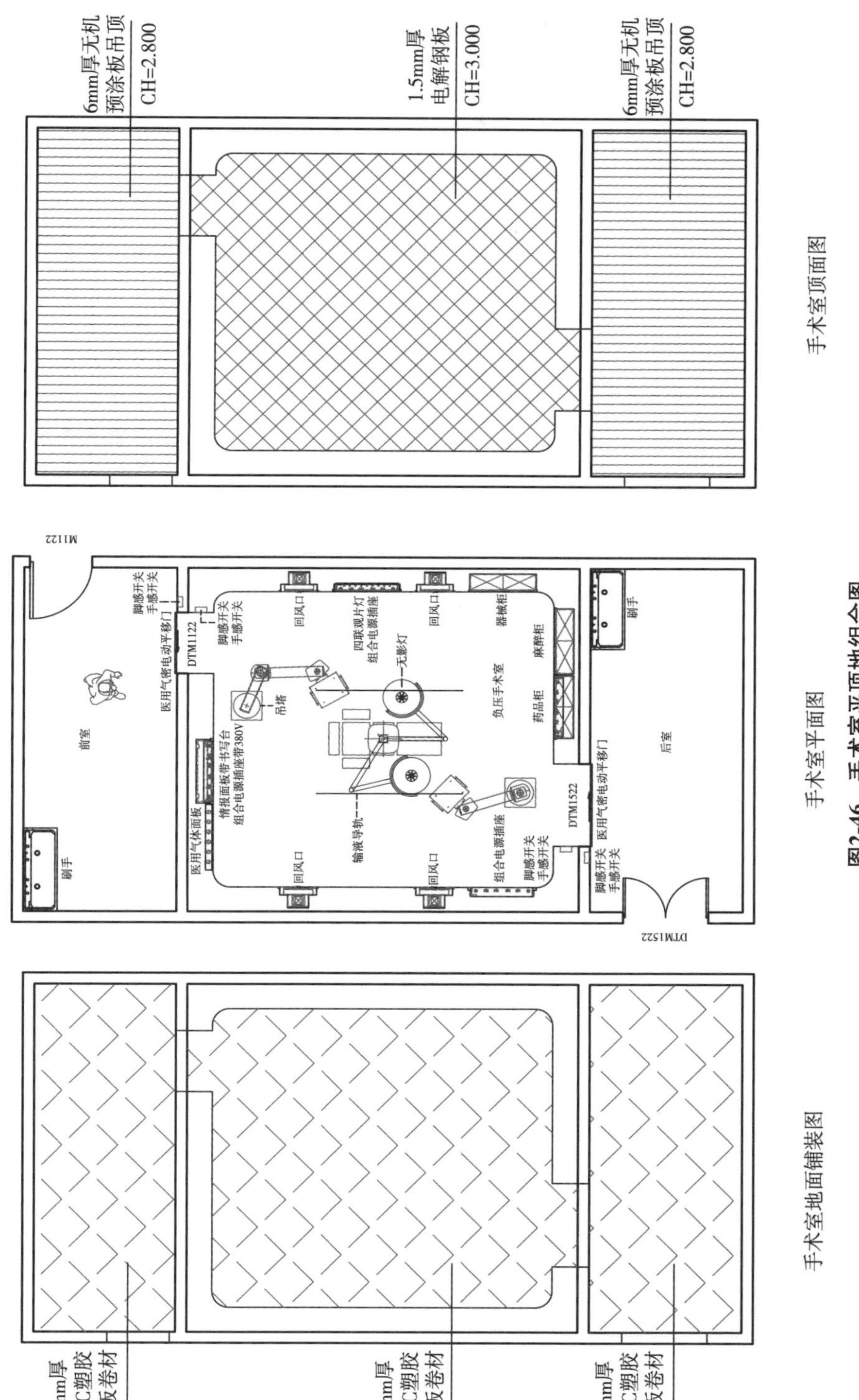

图2-46 手术室平顶地组合图

（6）暖通示意图（图2-47）

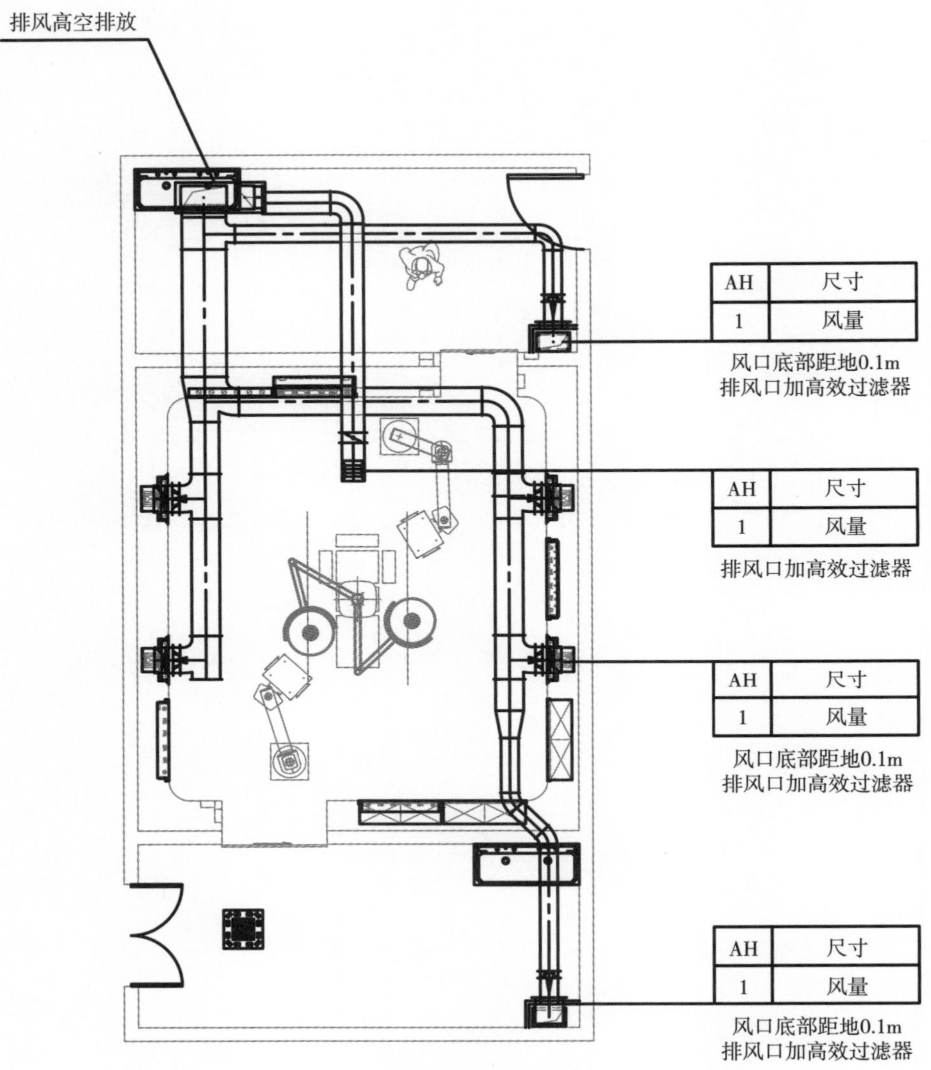

图2-47　手术室送排风示意图

（7）动力与照明（表2-15、图2-48、图2-49）

表2-15　手术室主要设备图例

图例	名称
	IT 隔离变压器及配电箱
XD	医疗专用插座箱
ZK	中央情报控制面板
G	医用气体终端
M	电动门
	摇臂式吊塔
XK	观片灯
ST	嵌入式暗装书写台灯
BW	保温柜
	手术台接线盒
LEB	局部等电位端子箱
	LED 照明灯
E	应急 LED 照明灯
	手术室配电箱
LEB	等电位箱
	安全型五孔普通插座
MEB	总等电位箱
	空调室内机
	空调室内机调速开关
	LED 灯具
	双控开关
	（单）双联单控开关
S	感烟探测器

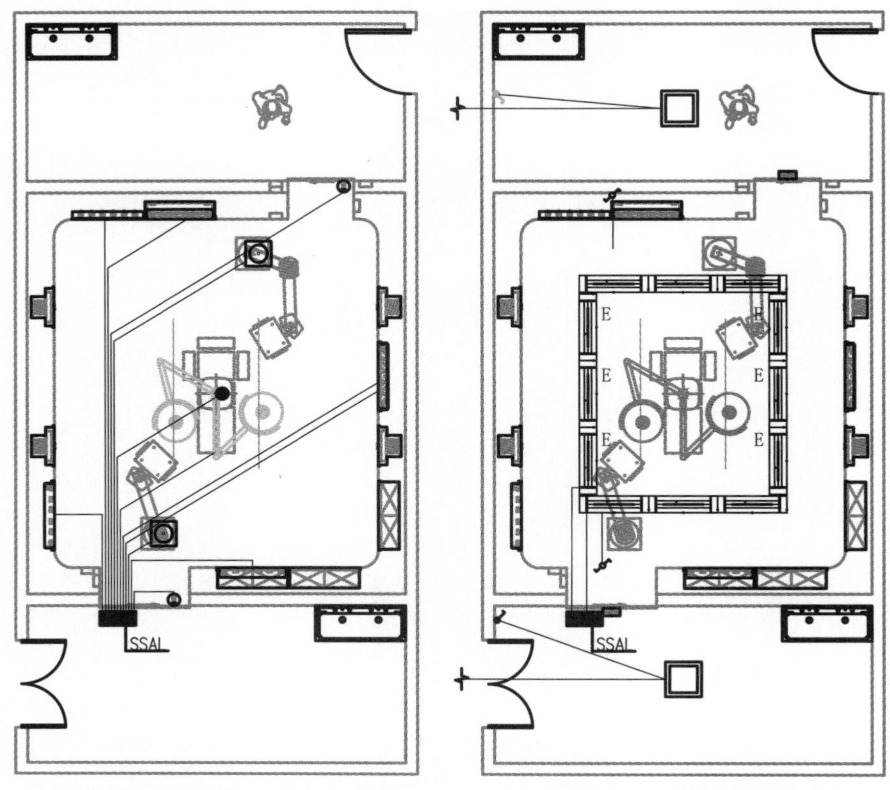

图2-48　手术室动力平面图　　　图2-49　手术室照明平面图

（8）智能化主要设备（表2-16）

表2-16　手术室智能化主要设备图例、规格型号及安装方式

图例	名称	规格型号	安装方式
TN	单孔内网插座	RJ45	距地 0.3m 暗装
2TN	双孔内网插座	2×RJ45	距地 0.3m 暗装
TNP	双孔插座（1 语音 1 内网）	2×RJ45	距地 0.3m 暗装
ZSMK	诊室门口机	由专业公司提供	距地 1.5m 安装
2TN	双孔内网插座	2×RJ45	吊顶内预留
AP	无线 AP	由专业公司提供	吸顶安装
	手术室专用摄像机	由专业公司提供	吸顶安装
	控制面板	由专业公司提供	嵌墙安装
	扬声器	由专业公司提供	吸顶安装

（二）建造方式

1. 砖混结构技术（图 2-50、图 2-51）

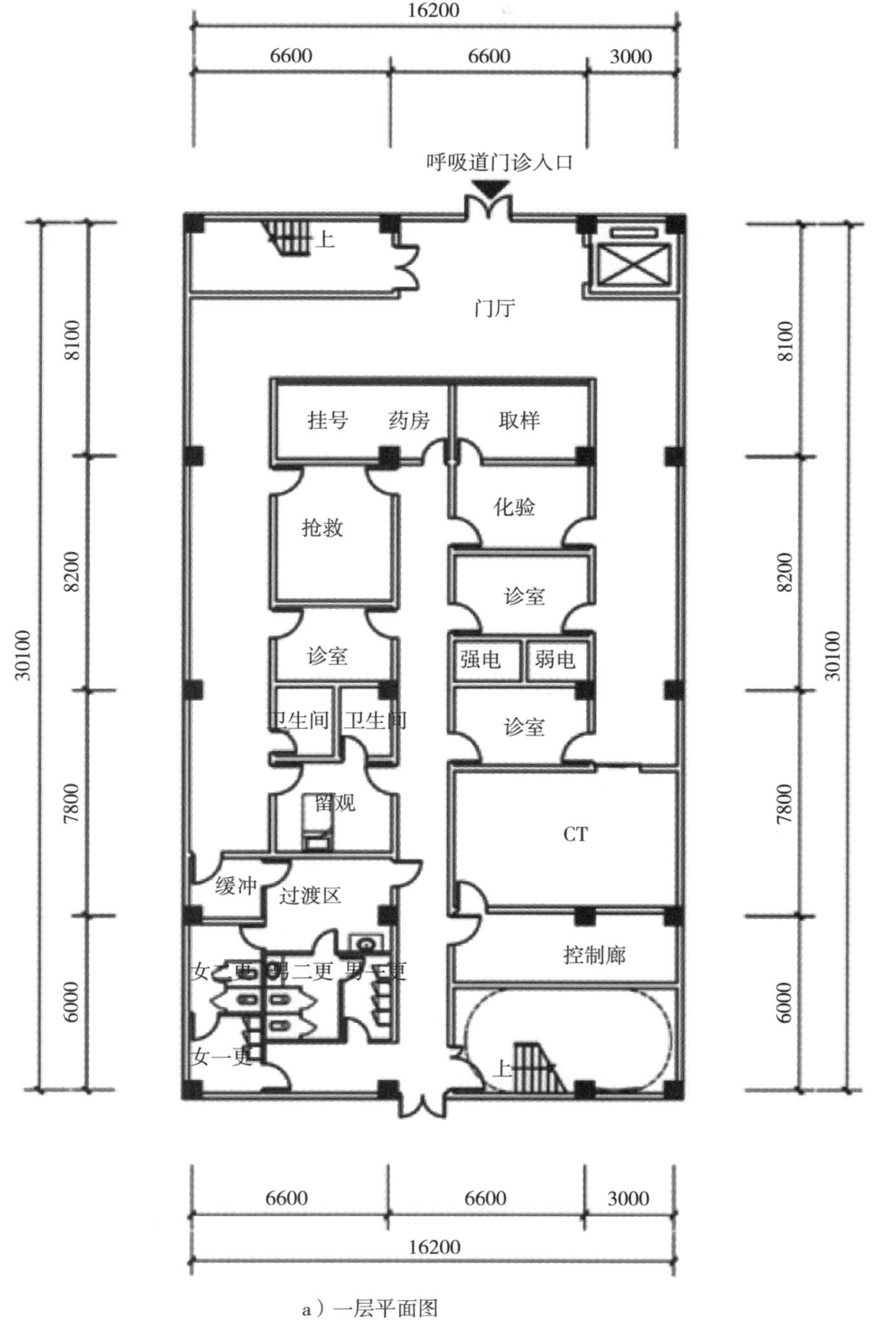

a）一层平面图

图2-50　发热门诊平面布置图（框架结构）

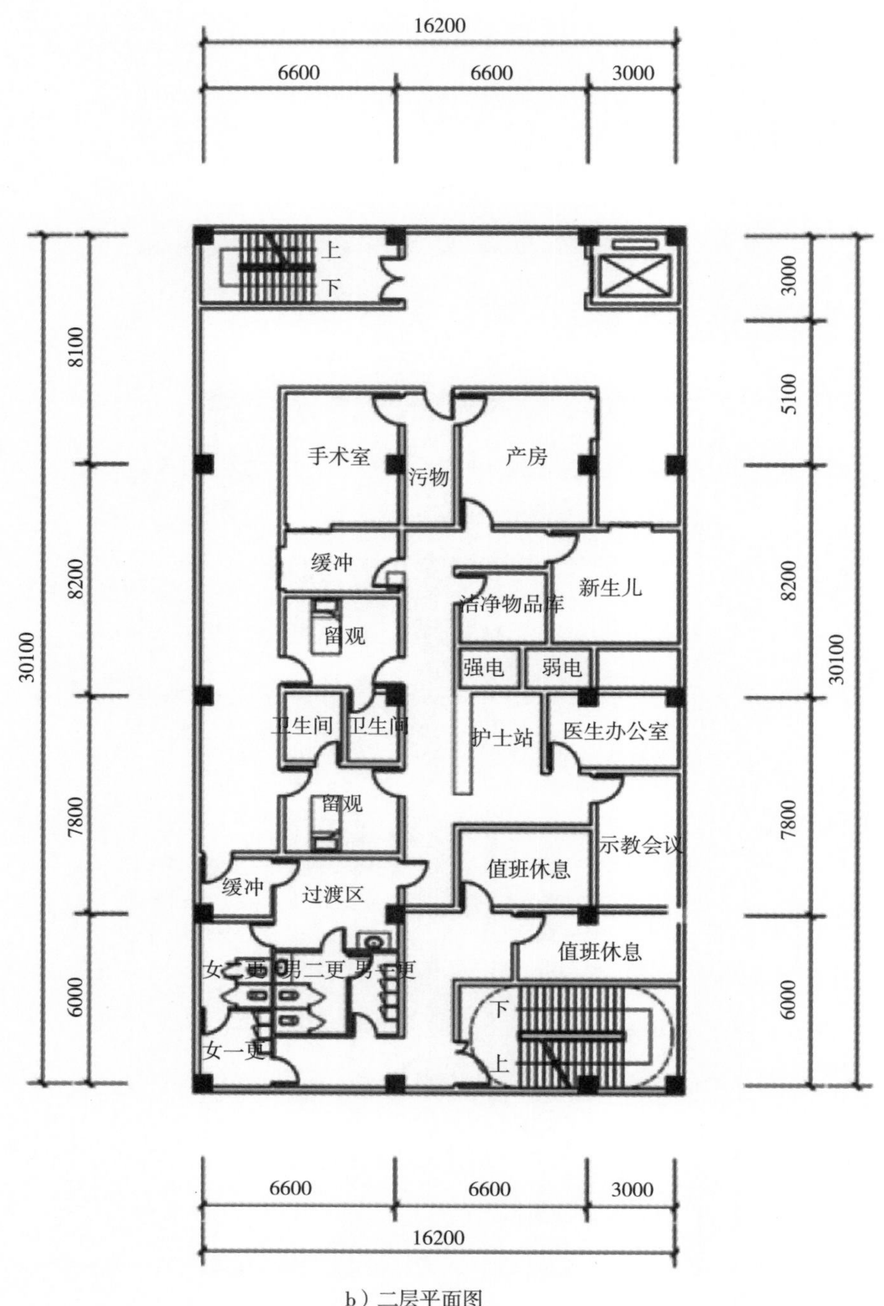

b）二层平面图

图2-50　发热门诊平面布置图（框架结构）（续）

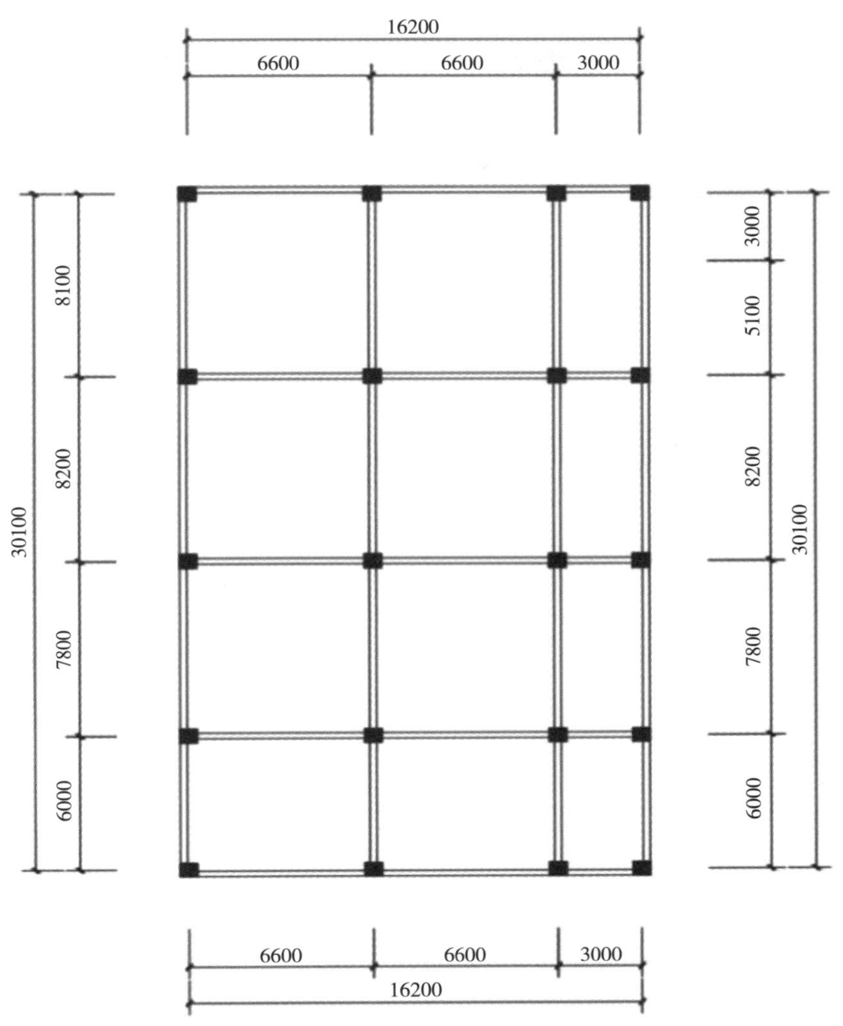

图2-51　发热门诊结构图（框架结构）

具体构造做法如下：

（1）防静电楼地面做法（图2-52）

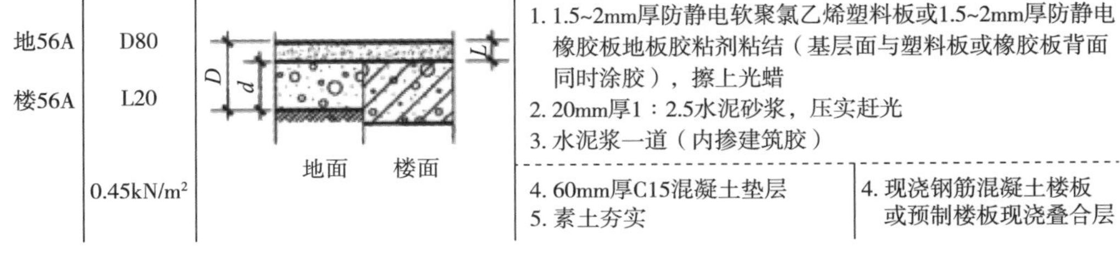

图2-52　防静电楼地面做法

（2）外墙饰面做法（图2-53、图2-54）

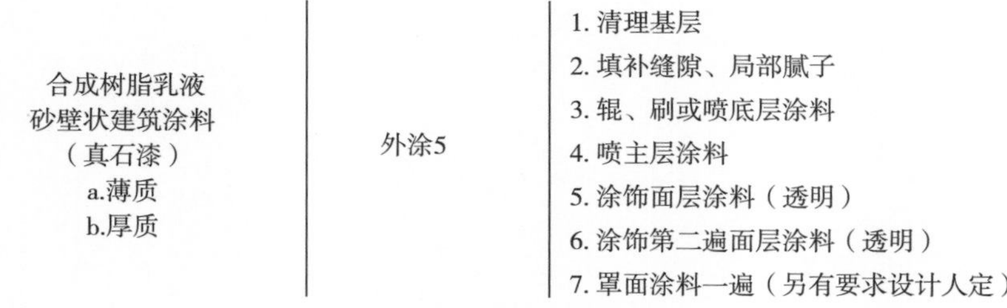

合成树脂乳液砂壁状建筑涂料（真石漆）a.薄质 b.厚质	外涂5	1. 清理基层 2. 填补缝隙、局部腻子 3. 辊、刷或喷底层涂料 4. 喷主层涂料 5. 涂饰面层涂料（透明） 6. 涂饰第二遍面层涂料（透明） 7. 罩面涂料一遍（另有要求设计人定）

图2-53　外墙饰面做法一

陶瓷饰面砖墙面 劈离砖墙面 彩色釉面砖墙面 （外保温系统抹面层完成面）	外墙18F 外墙19F 外墙20F	17~19	1. 1：1水泥（或白水泥掺色）砂浆（细砂）勾缝 2. 贴8~ 10mm厚外墙饰面砖（粘贴前先将墙砖用水浸湿） 3. 8mm厚1：2建筑胶水泥砂浆（或专用胶）粘结层 4. 刷素水泥浆一道（用专用胶粘贴时无此道工序） 5. 外保温系统抹面层完成面

图2-54　外墙饰面做法二

2. 框式结构装配技术

框式结构装配技术是指利用框构、框构体进行构件的预制和建造的方法，框构是以至少两个预制框件垂直组合连接或以至少一个预制框件与其他构件垂直组合连接形成的组合结构。框构包括墙框构、板框构、墙板框构。框构体是以框构作为其中的组合结构形成的空间结构体。以框构组成的框构体，具有重量轻、强度高、延性好的结构性能，同时具有大件预制、快速装配、方便连接的建造性能，便于优化组合型钢构件和混凝土构件的应用，可以灵活采用预应力配筋，便于建筑分隔墙体和楼板的配置。

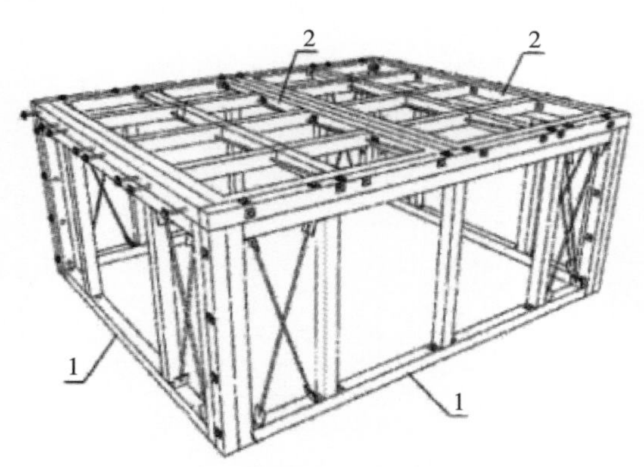

图2-55　框式结构示意图

如图2-55所示，在预制框件的边框杆上按一定间距分布有连接孔，当预制框件竖向设置时形成墙框件1，当预制框件水平设置时形成板框件2。墙框构是以至少两个墙框件1相互垂直组合连接或以至少一个墙框件1与其他竖构件相互垂直组合连接形成的组合结构，所述其他竖构件包括梁构件、柱构件、墙构件其中的一种或两种以上。板框构是以板框件2固定在竖构件顶部，并相互垂直组合连接形成的组合结构，所述竖构件包括梁构件、柱构件、墙构件其中的一种或两种以上。墙板框构是以板框件2固定在墙框件1或墙框构顶部，并相互垂直组合连接形成的组合结构。

框式结构装配技术的发热门诊深化设计如图2-56~图2-61所示。

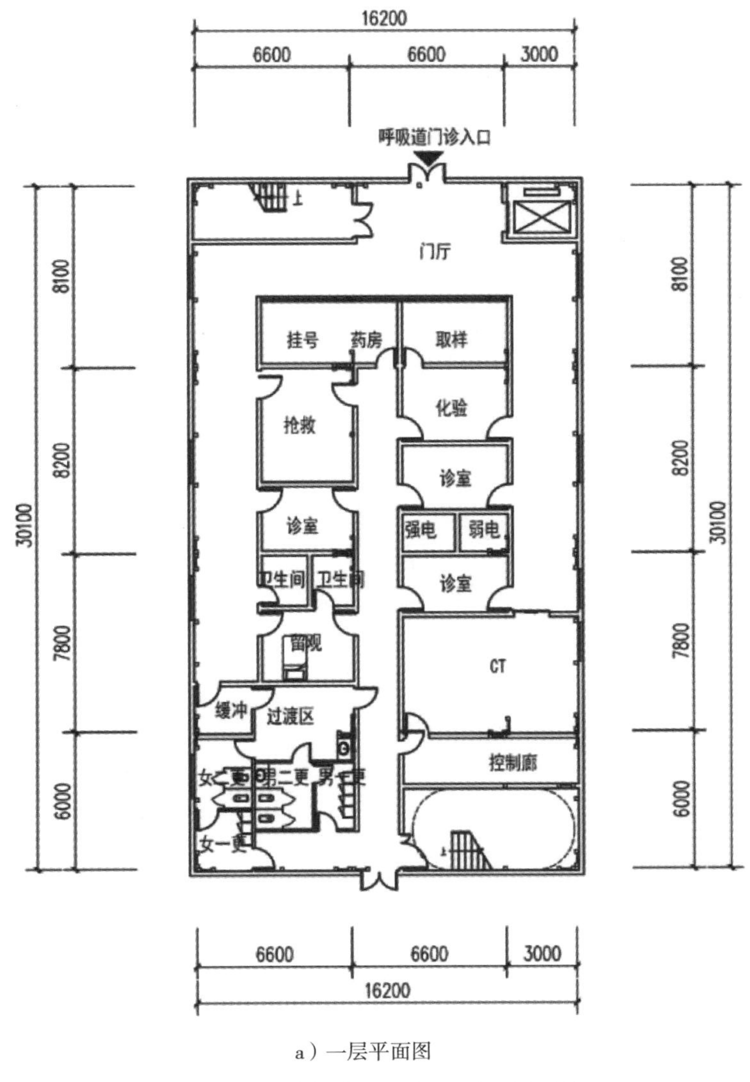

a）一层平面图

图2-56 发热门诊平面布局（框式结构）

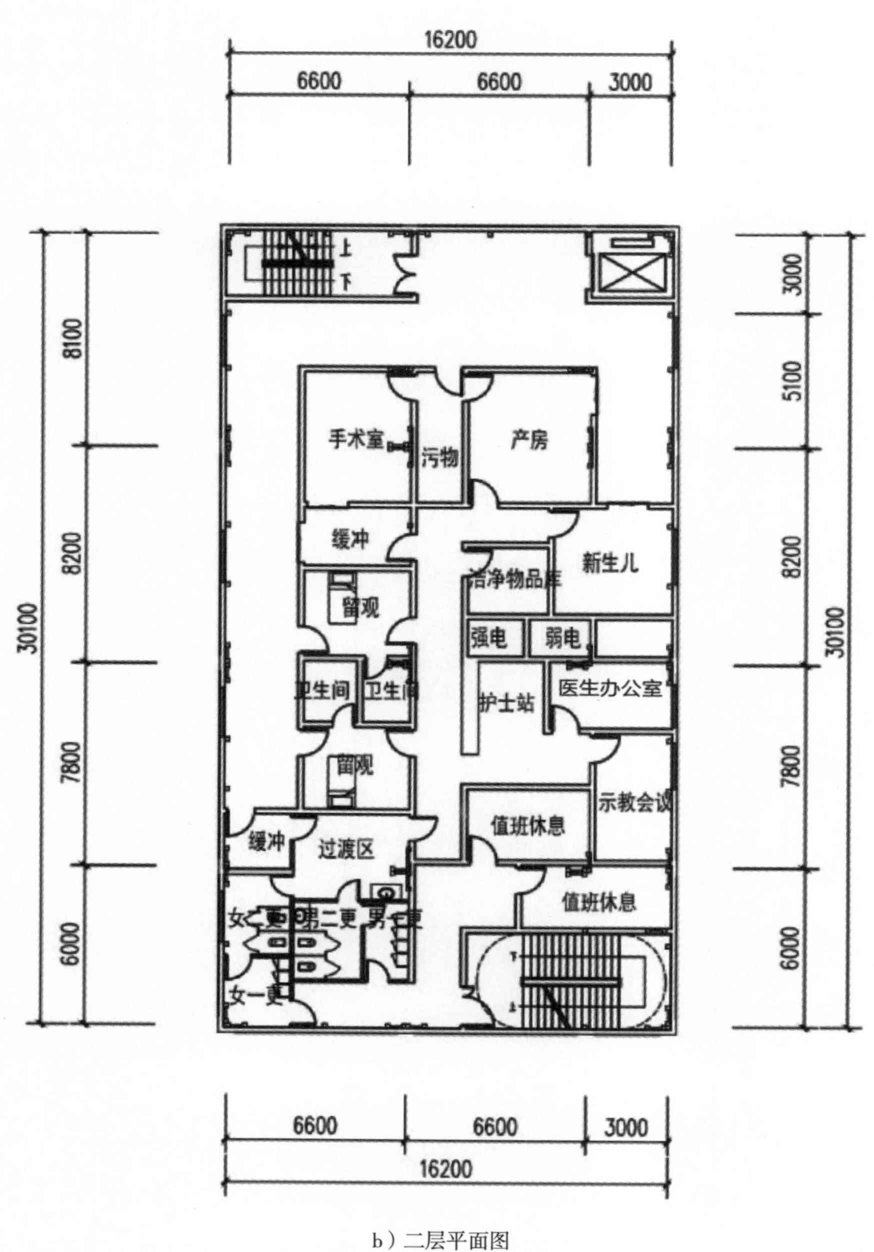

b）二层平面图

图2-56　发热门诊平面布局（框式结构）（续）

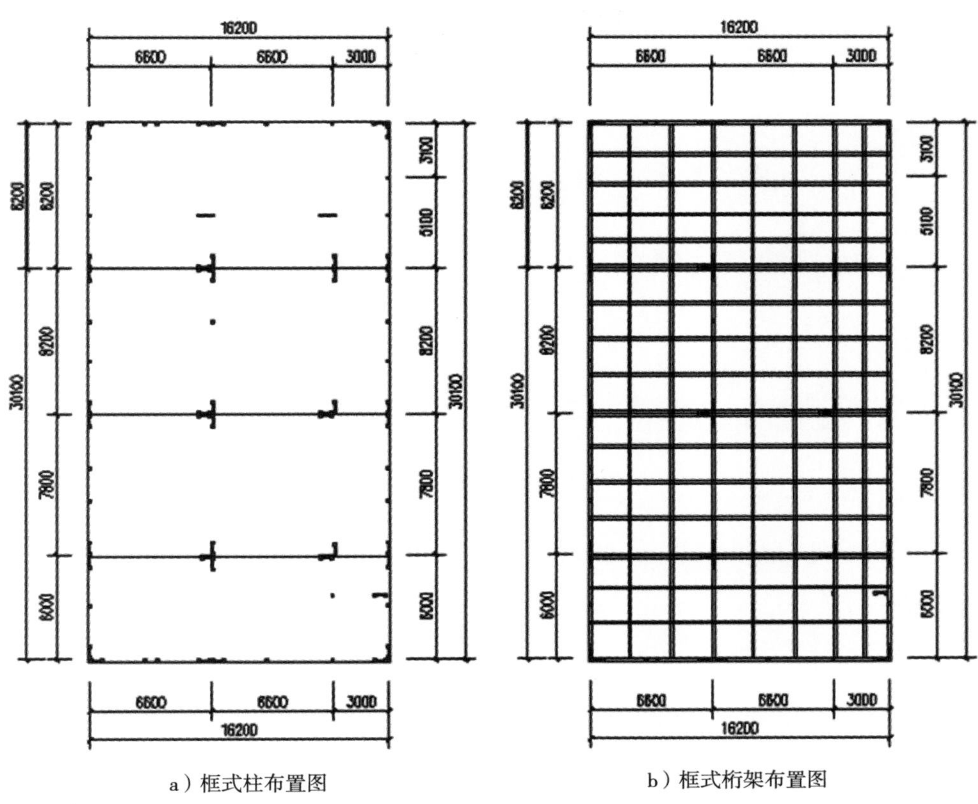

a）框式柱布置图

b）框式桁架布置图

图2-57　发热门诊结构布置（框式结构）

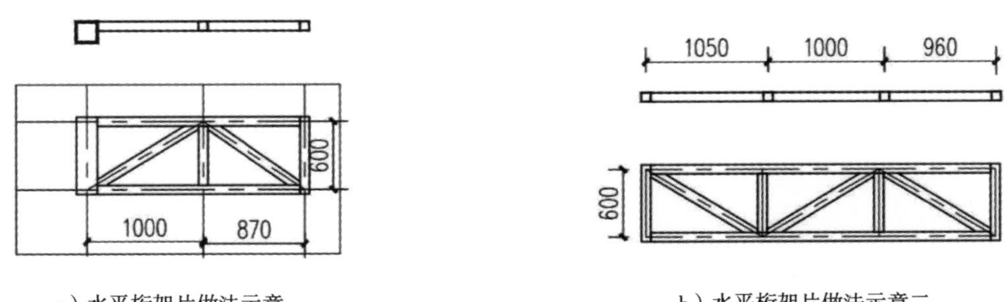

a）水平桁架片做法示意一

b）水平桁架片做法示意二

图2-58　框式结构桁架连接节点

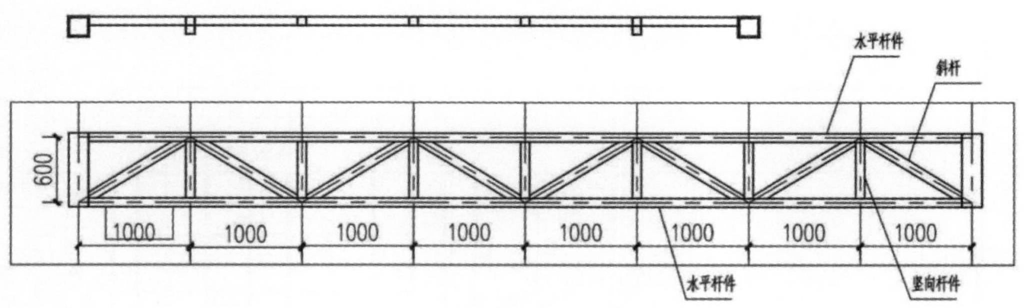

c）水平桁架片做法示意三

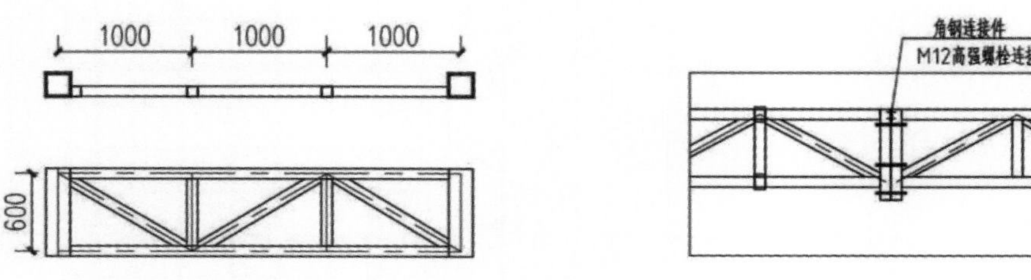

d）水平桁架片做法示意四

e）水平桁架片连接节点示意

图2-58　框式结构桁架连接节点（续）

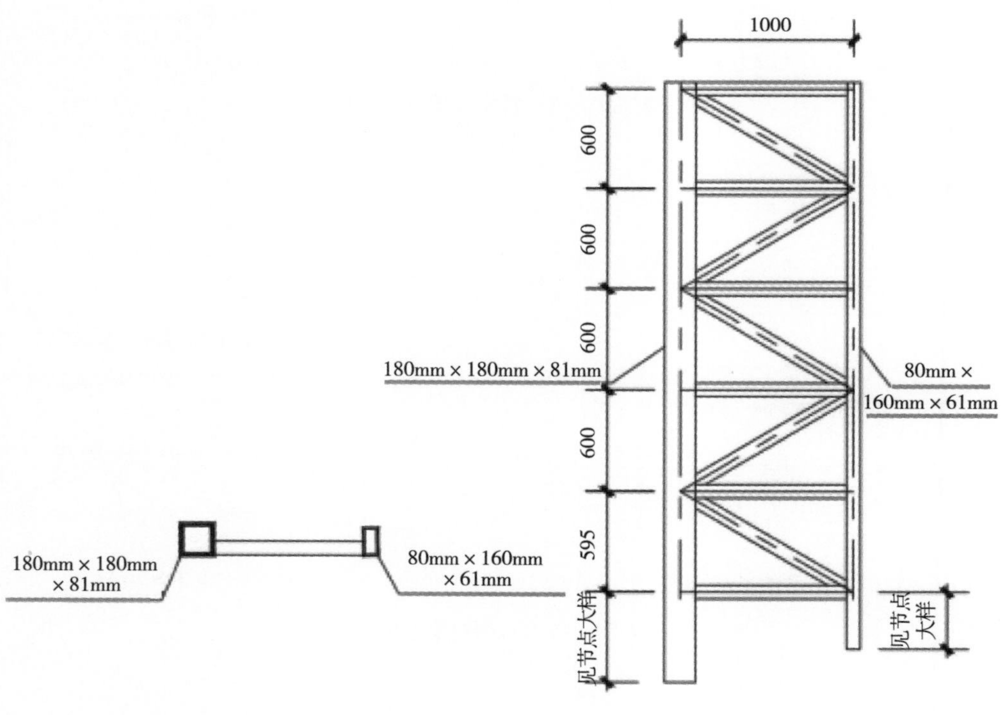

a）竖向桁架片做法示意

b）底层桁架片

图2-59　框式结构桁架连接节点

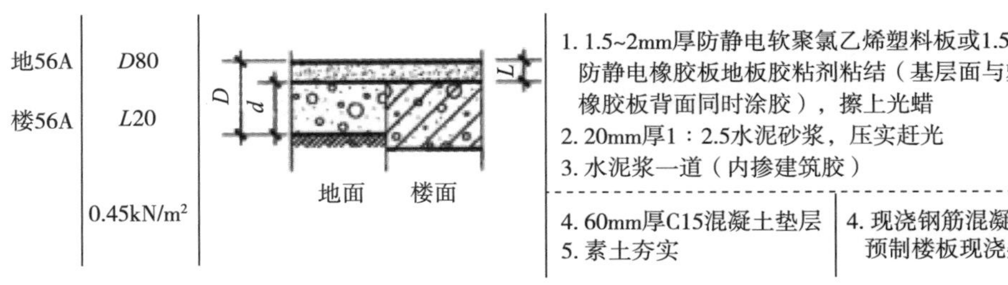

图2-60　防静电楼地面做法一

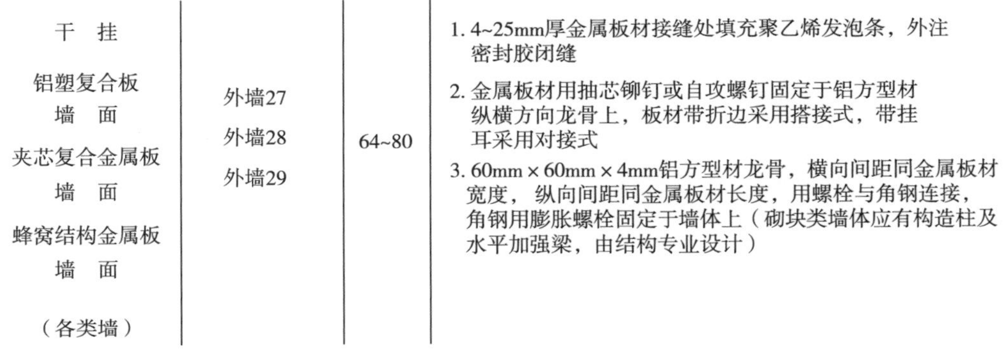

干　挂 铝塑复合板 墙　面 夹芯复合金属板 墙　面 蜂窝结构金属板 墙　面 （各类墙）	外墙27 外墙28 外墙29	64~80	1. 4~25mm厚金属板材接缝处填充聚乙烯发泡条，外注密封胶闭缝 2. 金属板材用抽芯铆钉或自攻螺钉固定于铝方型材纵横方向龙骨上，板材带折边采用搭接式，带挂耳采用对接式 3. 60mm × 60mm × 4mm铝方型材龙骨，横向间距同金属板材宽度，纵向间距同金属板材长度，用螺栓与角钢连接，角钢用膨胀螺栓固定于墙体上（砌块类墙体应有构造柱及水平加强梁，由结构专业设计）

图2-61　防静电楼地面做法二

第三节　实施方案

一、专项设计

（一）景观设计

好的景观设计对于医院的卫生防护及人员心理健康有着积极作用。在发热门诊的建设中，可利用景观手法，在确保场地安全的同时，舒缓医患情绪，发挥其疗愈作用。

发热门诊属于医院院区内建筑之一，为使院区达成和谐统一的视觉效果，其景观设计宜与院区统一考虑。按规范要求，发热门诊应为独栋建筑，与其他相邻建筑应设置至少20m绿化隔离卫生间距，在场地允许的情况下，宜增大绿化隔离带的宽度，以达到更好的隔离防护效果。

有研究证明，部分芳香植物能分泌杀菌素、抗生素等化学物质，可以起到杀菌、安神的作用，如香樟能散发芳香性挥发油，帮助人们祛风湿、止痛；松柏类植物枝叶散发的气体，能防治结核病；高大乔木围合可以阻碍病毒在空气中传播，缓解疾病救治的紧张气氛。呼吸道传染疾病主要是通过飞沫、接触、粪口、气溶胶等方式传播，在配套绿化的植物品种选择上需要考虑冬春开花植物对于呼吸道的影响，慎重选择植物品种，杜绝环境建设对医治的影响。

应在重点区域的种植土下铺设防水隔离层，防止传染病病毒溶于水由地面下渗，污染地下水，从而对周边环境造成影响，同时，筛选浅根性植物品种，防止区域内防渗膜的根系伤害。

院内加建应急发热门诊时往往工期较短，在选择植物时应考虑其易得性，及当下季节的种植效果。

（二）医用气体

发热门诊的医用气体设计应依据现行国家、行业标准《综合医院建筑设计规范》（GB 51039）、《医用气体工程技术规范》（GB 50751）、《医用中心吸引系统通用技术条件》（YY/T 0186）、《医用中心供氧系统通用技术条件》（YY/T 0187）、《氧气站设计规范》（GB 50030）、《应急发热门诊设计示例（一）》（20Z001-1）、《综合医院"平疫结合"可转换病区建筑技术导则（试行）》等进行设计，设计内容包括医用气体说明、医用氧气系统、医用真空系统、站房详图及设备选型等。医用氧气和医用真空主要供抢救室、CT室、DR室及留观病房使用。

1. 气源设计要点

医用氧气、医用空气可与医院其他区域合用气体站房，气体站房应当有扩建端，预留疫情时扩建余地。医用氧气、医用空气气源站房应当远离医院污染区域。发热门诊应在污染区设置独立的医用真空汇专供其使用，且医用真空泵的设置应当能满足疫情期间最大用量要求。需要的其他医用气体，可根据使用特点，统筹考虑平时与疫情时的使用。如单独设置气源，独立气源设备供气量应当满足疫情期间最大用量。

医用空气、医用真空气源设备计算流量，按照现行国家标准《医用气体工程技术规范》（GB 50751）附录B中的有关参数。医用氧气气源流量计算应当从末端患者需求出发，综合考虑使用有创、无创呼吸机及经鼻高流量等设备时需要的最大氧气流量。标准氧疗终端平均流量推荐值宜取5~6L/min；高流量输氧终端平均流量推荐值宜取15~25L/min；重症监护病床每个终端平均流量推荐值宜取

20~30L/min；护理单元氧气末端同时使用系数推荐值宜取0.7~0.9；重症监护病房氧气末端同时使用系数推荐值宜取0.8~1.0。

真空泵不应使用液环式真空泵。真空泵吸入口应当设置细菌过滤器，过滤器应当有备用。医用真空泵的排放气体应当经消毒处理后方可排入大气，排气口不应位于医用空气进气口的上风口附近，与空调通风系统进风口的间距不得小于20m且不低于地面以上5m。医用真空系统产生的医疗废弃物应当按国家《医疗废物管理条例》的要求统一处理。

新建医用空气压缩机宜采用全无油压缩机系统，并应当设置细菌过滤器。

医用气体供应源应当设置应急备用电源，并设置独立的配电柜与供电系统连接。

2. 气体管道阀门及终端

医用气体管道应当由气源处单独接出。医用气体管道支干管管径均应能满足疫情时峰值流量供应需求。当疫情发生时，可根据需要适当提高供气压力至0.45~0.55MPa，来加大管道气体流通量，满足终端用量及使用压力要求。

进入污染区的医用氧气、医用空气、其他气体的供气主管上应当设置止回装置，止回装置应当靠近污染区。医用真空管道以及附件不得穿越清洁区。医用气体管道穿墙、楼板、建筑物基础及各不同功能分区时应当设套管，套管内气体管道不应有焊缝与接头，管道与套管之间应当采用不燃材料填实，套管两端应当有封盖。输送医用气体用无缝铜管材料与规格，应当符合现行行业标准《医用气体和真空用无缝铜管》（YS/T 650）的有关规定。输送医用气体用无缝不锈钢管除应符合现行国家标准《流体输送用不锈钢无缝钢管》（GB/T 14976）的有关规定，还应当符合《医用气体工程技术规范》（GB 50751）的相关规定。医用氧气、医用空气管道均应进行10%的射线照相检测，其质量不低于Ⅲ级。

医用气体管道均应做100%压力试验和泄漏性试验。医用气体监测报警系统应设置气源、区域报警器和压力、流量监测，报警信号、压力、流量监测信号应接至楼控系统或医用气体集中监测报警系统。在护士站或有其他人员监视的区域设置医用气体区域报警器，显示该区域医用气体系统压力，同时设置声、光报警。

（三）智能化

发热门诊的智能化设计应依据现行国家、行业标准《综合医院建筑设计规范》（GB 51039）、《传染病医院建筑设计规范》（GB 50849）、《生物安全实验室建筑技术规范》（GB 50346）、《智能建筑设计标准》（GB 50314）和《医疗建筑电气设计规范》（JGJ 312）等进行设计，设计重点为护理单元、重症监护病房、负压手术室、生物安全实验室等特殊功能区域的智能化系统，并关注物联网、人工智能在疫情救治方面的技术应用。

1. 视频安防监控系统

应设置视频安防监控系统，在发热门诊出入口、留观区、留观单元出入口及走廊等重要部位设置监控摄像机，实现医学隔离观察设施室内、外区域的无死角监控管理。

2. 出入口控制系统

出入口控制系统是对医学隔离观察设施封闭管控的重要措施，应结合管理流线，实现清洁区、半污染区、污染区间人流、物流的有效控制。紧急情况下，应当能控制相应区域出入口处于开启状态，确保人员安全疏散。应根据管理流线和隔离区域设置，采用非接触式控制方式。

3. 压差监控

应当预留负压区域各送排风机启停联锁控制节点、各污染区和半污染区的压差监控节点。转换后在设备监控值班室或护士站实现负压病区污染区及半污染区的压差监视和声光报警装置，病房门口宜设灯光警示；对负压手术室和生物安全实验室的温度、湿度及压差进行监控。

4. 医护可视对讲及病房视频监控系统

在负压病房和重症监护病房设置病人视频监控系统或双向对讲系统，实现视频或语音双向通信，便于护士站远程监控，减少被感染风险。

5. 远程会诊系统

应当设置并充分利用远程会诊系统，增加危重症患者诊疗机会。宜设置会诊室、远程会诊终端，采用液晶电视或计算机作为视频和音频发布端，并设置会议摄像机、麦克风、扩音器等，实现视频及音频采集。

6. 网络系统

应当依据规范设置有线网络和无线网络，室内应实现Wi-Fi全覆盖、手机信号全覆盖；工作服务区宜分别设置内网和外网信息插座。火灾自动报警及消防联动系统设计应当符合现行国家标准《火灾自动报警系统设计规范》（GB 50116）的规定和消防主管部门发布的应对突发公共卫生事件的相关规定。

7. 其他

应当充分利用物联网和人工智能，宜在发热门诊区采用智能化体温测量，实现智能化预检分诊和筛查；宜在污染区采用智能机器人配送药品、医疗器械、餐食等工作，减少感染风险。

在设计时应在发热门诊附近预留用地预留信息、通信等接入条件，设置与疾控中心、应急指挥中心等管理部门的专用通信接口，保证并推进疫情发生时发热门诊的高效运转。

二、医疗专项

（一）实验室

1. 临床实验室

北京市卫生健康委2020年发布的《医疗机构发热门诊临床实验室能力建设专家共识》中指出，发热门诊临床实验室建设应至少符合医学生物安全二级（BSL-2）实验室标准，宜设置在发热门诊区域内，且二级及以上医疗机构发热门诊临床实验室面积应至少100m^2（含核酸检测实验室），可开展临床血液/体液、临床生化、临床免疫/血清学、临床分子生物学、临床微生物学等项目。

（1）功能要求　实验室应设置在发热门诊内部的独立区域，或为独立建筑物、方舱实验室。内部设置清洁区、缓冲区、污染区，满足样本储存、试剂/耗材存放、灭菌消毒及实验人员必要的生活保障。实验人员进入实验室前应经卫生通过（更衣、淋浴等）。

（2）设备配套　实验室可配置通风柜、超净工作台、生物安全柜等设备。接收标本时宜采用传递窗。实验室内应设置紧急喷淋和洗眼装置，房间出口应设非手动开关的洗手池。

（3）通风空调系统　应根据情况评估实验室是否采用机械通风，普通型BSL-2实验室可自然通风，使用纱窗，如自然通风不能实现，则应采取机械通风方式。加强型BSL-2实验室应采用独立的机械通风系统，避免就诊区域临床实验室的空气气流交换。在出现标本、患者与实验人员、医护人员接触的场景下，气流不宜流向由实验人员及医护人员。通风系统宜独立设置，防止病原体及污染物扩散。

（4）装饰材料　实验室地面材质宜选择耐磨、防酸碱、防静电、不产尘、易清洁的材料，常用的有PVC同质透芯塑胶地板、环氧树脂自流平地面、抛光砖地板等；墙体常采用半墙半玻璃、彩钢板墙体、轻钢龙骨硅酸钙板/石膏板墙体、落地式全玻璃等；顶棚常采用彩钢板顶棚、铝扣板顶棚、医疗洁净板顶棚等。

2. PCR 实验室

PCR实验室又称基因扩增实验室，将病毒所含的基因进行扩增，来检测受检者体内是否含有某种特定病毒。

PCR实验室原则上应当设置4个区域：试剂储存和准备区、标本制备区、扩增区、扩增产物分析区。根据使用仪器的功能，区域可适当合并：若使用实时荧光PCR仪，扩增区、扩增产物分析区可合并；若采用样本处理、核酸提取及扩增检测为一体的自动化分析仪，则标本制备区、扩增区、扩增产物分析区可合并。

（1）功能分区　进入各工作区域应当严格按照单一方向进行，即试剂储存和准备区、标本制备区、扩增区、扩增产物分析区。

1）试剂储存和准备区（1区）。

功能：储存试剂的制备、试剂的分装和扩增反应混合液的制备，以及离心管、吸头等消耗品的储存和准备。试剂和用于样品制作的材料应直接运送至该区，不得经过其他区域。试剂原材料必须储存在本区内，并在本区内制备成所需的储存试剂。

压力梯度：本区对于气流压力的控制没有严格的要求。

必备物品：2~8℃冷藏箱和-20℃以下冰箱、混匀器、微量加样器（覆盖0.2~1000μL）。

2）标本制备区（2区）。

功能：样本保存、核酸（RNA、DNA）提取、储存及其加入至扩增反应管。对于涉及临床样本的操作，应符合生物安全二级实验室防护设备、个人防护和操作规范的要求。

压力梯度：相对于邻近区域为正压，以避免从邻近区进入本区的气溶胶污染。另外，由于在加样操作中可能会发生气溶胶所致的污染，应避免在本区内不必要的走动。

必备物品：2~8℃冷藏箱、-20℃或-80℃冰箱、高速离心机、混匀器、水浴箱或加热模块、微量加样器（覆盖0.2~1000μL）、生物安全柜。

3）扩增区（3区）。

功能：DNA合成、DNA扩增及检测，已制备的DNA模板（来自样本制备区）的加入和主反应混合液（来自试剂储存和制备区）制备成反应混合液等也可在本区内进行。

压力梯度：相对于邻近区域为负压，以避免气溶胶从本区漏出。为避免气溶胶所致的污染，应尽量减少在本区内不必要的走动。个别操作如加样等应在超净台内进行。

必备物品：核酸扩增仪（或荧光定量PCR仪）。

4）扩增产物分析区（4区）。

功能：扩增片段的进一步分析测定，如杂交、酶切电泳、变性高效液相分析、测序等。

压力梯度：相对于邻近区域为负压，以避免扩增产物从本区扩散至其他区域。

必备物品：杂交仪、电泳仪、测序仪、微量加样器（覆盖0.2~1000μL）、通用物品（4个区都有可能需要）、可移动紫外线灯（近工作台面）。

（2）通风空调系统　整体气流组织及气流流向为自试剂储存间到标本制备间到扩增间到产物分析间。每套实验室均设独立的净化空调系统及排风系统，按照10万级净化进行设计，每个房间气流组织均为上送下排，全新风运行。

标本制备间设有B2级生物安全柜，设置独立排风，排风管上设电动密闭阀；房间设两个排风口，其中一个排风口设电动密闭阀且排风量与生物安全柜风量一致。房间负压控制：平时两个排风口正常排风负压运行；生物安全柜开启运行时同时连锁关闭一个排风口排风，保持房间负压不变；送风始终定风量运行；排风均高空排放。

（二）手术室（以负压手术室为例）

发热门诊内设置的手术室多为负压手术室，负压手术室指通过调节空调系统送风量和排风量之间的差值，使手术室内的气压低于邻近房间的气压，形成压力梯度，控制气流流向，室内的污染空气通过回风口的高效过滤器处理后排出，从而降低医护人员被感染和病患交叉感染的概率。

1. 流线组织

负压手术通道包含术后患者通道、术前术后医护通道、洁物通道、污物通道、尸体运输通道。各方流线应满足“洁污分流”“医患分离”“术前术后分离”要求。“洁污分流”要求手术室（部）的污物（含尸体）和洁物流线分开，分区之间应设置缓冲间，并保持空气压差，防止污染的空气流向相对洁净的区域。“医患分离”要求医护人员、患者流线分开，二者从不同的入口进入手术室

（部），从而保证医护人员的安全。“术前术后分离”要求术前和术后的医护人员流线分开，术前医护人员从手术室前室进入，术后从手术室后室退出，中间通过一系列穿脱防护装备的程序将术前术后流线循环起来。都带有病菌的污物、尸体、术后医护人员的通道可以共用，洁物、技术维修人员、术前医护人员通道可以共用。

2. 通风空调

负压手术室可做Ⅲ级净化，其与邻室之间恒定的负压、稳定的压力梯度或气流渗透方向是保证医患安全、避免交叉感染的关键。因污染或有毒物的控制及工作时的保护对象不同，应注意气流组织的特殊设计，例如：负压手术室的排风口应设在手术室内侧墙壁下端靠离人头部较近处和顶部麻醉工作区域一侧。

排风机系统为双风机，须设有高效过滤器。若做负压洁净室，其自控设计要保证送风机、排风机的启停顺序，即启动时先启动排风后启动送风，停机时先停送风，再停排风；此外，对于管道系统的电动双位定风量阀或电动密闭阀的控制程序也应满足“负压”要求，确保不出现气流逆转。

3. 装饰材料

手术室各部位装饰材料应满足建筑内部装修设计防火规范所规定的耐火等级，光滑、易清洁、不起尘、抗菌，并有良好的密封、耐腐蚀等性能。

（1）墙面材料　手术室墙面材料常用的有电解钢板、夹芯彩钢板、兴铁库板、合金铝板、卡索板、安全消毒板等。电解钢板或电镀锌钢板均为A级不燃材料，板材的厚度一般选择1.2~1.5mm 即可，施工及后期维护较简单，是现在手术室采用的主流材料。电解钢板气密性较好，耐化学腐蚀性强，但其施工难度较大，工期长，并且容易造成二次污染。彩钢板在我国早期改造的洁净手术室中和经费较紧张的一些医院的洁净手术室改造中使用得也较多。彩钢板的密闭性高、使用寿命一般、维护费用低。随着科学技术的发展，更多的新型复合材料也达到医院手术室建设要求，如石英纤维装饰板、覆膜金属复合板、特种玻璃纤维装饰板、无机预涂板等，在防火性能上均可达到A 级，同时又具有色彩丰富，表面处理多样化等优势，逐渐也被市场接受和认可，现多应用于手术区附属房间的墙面和顶面。

（2）顶面材料　手术区顶面材料与墙面材料性能要求基本相同。

（3）地面材料　医院手术室装修地面材料应符合平整、耐磨、防滑、耐腐蚀（酸、碱、药）、易清洗、不起尘及不开裂等要求，常用PVC 塑胶地板、橡胶地板、环氧树脂地坪等。手术区疏散走道及有条件设窗的房间地面均可选用PVC 塑胶地板、橡胶地板、地砖等。由于一般送风系统的回风口多位于手术室下部，医护人员在地板上走动、各种设备移动，会导致地面产生大量尘粒，因此手术室地面的污染度要求比墙面和顶面要高得多，应引起重视。

（三）产房

发热门诊的产房有条件可设置负压产房。通常，医院的分娩中心需要提供的分娩服务包括顺产、剖宫产以及隔离分娩，医院可视情况决定发热门诊产房规模及其医疗服务种类。剖宫产和临时危重产妇需要送至手术室进行手术，为减小转运风险，提高抢救效率，可将产房与手术室临近布置。若发热门诊规模较小，可考虑与手术室合用，采用具备多功能的产床，不仅用于顺产接产，还能用于剖宫产手术。同时，为满足新生儿转运的需要，应在临近位置设置新生儿室。

产房应自成一区，入口处应设卫生通过室和浴厕。附属用房包括：洗手消毒室、污洗室、一次性物品室、无菌库、刷手间、医生护士办公室、工作人员卫生通过等。

产房最基本的任务是满足功能、预防感染、保障母婴。在平面布局方面要注意洁污分区，流线合理；墙面可采用无机预涂板等，顶面可采用石膏板顶棚，地面要求抗磨损性强、抗化学药品腐蚀、防滑、静音，可采用橡胶材料、PVC塑胶材料等。

（四）辐射防护

1. 尺寸要求

CT机房的设计需满足《放射诊断放射防护要求》（GBZ 130—2020）的要求。最小面积不得小于30m^2，单边长度不小于4.5m。

2. 设备运输

设计时应预留设备运输的通道，避免建成后的拆改。一方面，需考虑运输荷载，CT设备的荷载较大，不同厂家、型号的设备虽有所不同，其重量通常在3t以上；另一方面，需考虑运输通道的尺寸，CT机架和检查床的尺寸约长3m、宽1m，设计时应以装饰完成面的净宽为依据。若通道难以满足CT运输的尺寸要求，可在CT机房的墙上预留设备进洞口，待设备进场后再行砌筑。

3. 结构降板

CT机房需进行降板，降板深度一般为150~200mm，机房设备基础宜采用C30混凝土，需直接做到结构板上，若下方无结构板，CT设备基础深度不小于300mm，在满足承重及防护的基础上，一般要求上下部结构楼板均不小于

200mm。

4. 防护要求

CT机房在有用线束方向和非有用线束方向的最低防护要求均为2.5mmPb，医院可在此基础上提高防护要求，以更好地保护机房外的人员。

建筑材料中的混凝土、实心砖、砂浆等均有一定的辐射防护功能，墙面防护可采用370mm厚实心砖（砌筑砖缝的密实度也应达到防护要求），为保证机房的有效使用面积，也可通过在土建墙体上涂刷硫酸钡砂浆，敷设铅板、硫酸钡板等来满足防护要求，如：

1）采用240mm厚实心砖墙，在墙体内侧增加1mm厚铅板（与室内装修一并考虑）。

2）采用240mm厚实心砖墙，在墙体两侧分别抹20mm厚的硫酸钡砂浆。

3）采用150mm厚钢筋混凝土墙体，两侧分别抹20mm厚的硫酸钡砂浆。

设计时可综合考虑机房面积、建设成本等因素决定防护方案。

CT扫描间的门窗要求防护效果不小于3mmPb，且门窗框、门板应采用专用设备折弯成型，表面及侧面无焊接点和铆钉，防护门根据具体情况可采用手动平开门或电动推拉门。

5. 内部装饰

CT扫描间内的墙面、地面宜采用易清洁、耐擦洗的装饰材料。墙面一般选用树脂板、索洁板、铝塑板、无机预涂板、镀锌喷涂钢板等；地面一般采用PVC塑胶或橡胶地板；顶面选用铝扣板、无机预涂板等。装饰材料的色彩宜利于舒缓检查者情绪，一般为淡雅的颜色。

第四节　技术运用

一、绿色节能措施及新技术的运用

（一）基于BIM的全生命周期正向设计技术

BIM正向设计能够从正向与反向两个层面在发热门诊节能减排方面带来益处。首先，BIM正向设计能够辅助装配式建筑的有序发展，帮助其在市场中扩大影响，通过正向设计这一“利器”来帮助在装配式建筑发展落后的地区建立对该技术的信息，促使更多的装配式建筑上马，以辅佐的方式促进“低碳减排”技术的发展。其次，以节约的方法在反向促成资源和能源消耗的降低，BIM正向设计能够保证装配式建筑设计阶段所给出信息的正确程度，避免前期的错误积累发生到生产和建造阶段，由此减少错误和工程返工现象的发生，进而降低发热门诊的建设对于资源和材料的消耗，实现节能减排的目标。

（二）基于标准化的装配式建筑设计技术

装配式发热门诊构件和部品的标准化、工业化生产和安装，预制混凝土构件表面平整、尺寸准确、密实度高，能获得较好的混凝土强度。混凝土质量的提高，可有效提高其耐久性，降低后期的维护费用，延长建筑物的使用寿命。BIM正向设计的应用，使得上述目标可以有效落地，以提高装配式建筑最终完成度的方式，有效地提高建筑的施工质量，将完成品的公差从厘米级别降至毫米级别。

发热门诊设计应当对减少能耗加以考虑，在遵循医疗流程和传染病防控要求的基础上，建筑布局尽量采取集中式布局，平面简洁流畅取消不必要的凹凸变化，建筑层数尽量按 2 层设计，形成简单的体量，获得相对小的体形系数（不大于 0.5）。减少外墙面积，同时立面适宜选用点窗，不强求建筑造型，满足通风为主要使用需求，控制窗墙比不大于 0.3。

（三）节能墙体技术

发热门诊的特殊性表明，除了良好的室内空气质量，舒适的室内温湿度也在患者顺利康复、保证医护人员良好的身心状态方面具有重要意义，进而避免因抵抗力下降而加大感染风险。因此，外围护结构墙体节能措施是发热门诊设计、管控和运维全阶段不可回避的关键点。

在条件允许的情况下，尽量采取工厂化预制件，减少现场作业量，提高施工精细度。外窗设计应采用平开窗方式，并应在施工中重点检查洞口密封质量，聚氨酯发泡密封胶必须充满缝隙，刮平外溢发泡胶液后再用玻璃胶密封。另外，外窗的玻璃隔热条、玻璃与窗框间的密封胶条选材也是影响门窗密封性能的要素，因此实际应用需要杜绝厂家以次充好的情况，严格检测门窗气密性指标，保证施工质量。

门窗无论采用哪种结构方式，装配式钢构建筑的轻型钢框架部位都是重点保温处理部位，大型空腔内部要采取满填岩棉的方式，减少内部空气对流产生的热桥。穿过墙壁、楼板的管道应敷设在套管内，并应用防火胶泥或其他不燃材料将套管间隙填实，楼板下的管道应进行保温处理。上下两层“盒子”之间的空气间层缝隙较大部位采取变形缝保温构造，用成品岩棉板条填塞封堵，所有间隙均以专用密封胶带贴牢密封。

（四）适宜的通风系统设计

应急医疗设施根据现行国家标准《医院负压隔离病房环境控制要求》（GB 35428）和《医院隔离技术规范》（WS/T 311）的规定，应设置机械通风系统，机械送、排风系统应按污染区、潜在污染区、清洁区分别设置。由于不同洁净要求区域需要进行压差控制，形成压差梯度，保证气流流动方向从洁净区流向污染区，适宜选择变频型送、排风机组，按照压差要求调节排风量。负压隔离病房适宜设置独立送、排风系统，排风系统的排风宜单独排出。在严寒地区，由于保证室内温度和换气次数所需能耗巨大，负压隔离病房建议采取单独或两间病房为一组的方式设置机械通风系统，便于机动灵活使用，避免非收治患者房间无效运行产生的不必要能源消耗，造成资源浪费。

（五）智能能耗管理平台

通过能耗监控平台，可以对发热门诊建筑中各类设备以及终端计量进行有效的实时监控，除此外还能对能耗数据进行深入的分析，并提供医院内各个建筑，包括每个科室的详细能耗数据，为医院能源管控提供科学依据。具体来讲，通过掌握系统能源消耗情况、能效情况，实现能源监测管理和节能运行管理，实现了能源监管与节能运维一体化的技术路线，总体思想遵循“统一管理、分散监控、灵活构建、高度集中”的设计思路，实现医院标准化和指标化的能耗管理，以提高医院能源利用率，真正做到能源智能管理，达到节约能源的设计效果。

建立能耗监控平台，还需要对水电能耗、室内温湿度、水箱水位等进行监测，并能进行耗能数据分析和异常预警等，提高医院用能的科学化水平。今后，还可以借助大量的历史能耗数据，结合各种数据挖掘技术和智能算法，提取出合理可靠的有用信息，开展节能指导和管理等服务。总体来讲，医院能耗管理的总体思路是利用现代信息技术、计算机技术、通信技术、大数据分析等前沿技术构建能耗监控平台，从能源源头到各用能终端，设计科学的监测和管理新模式，并注重对每个用能环节数据进行深度挖掘与分析，及时发现能耗高、效率低的设备，确保能源的合理利用，并辅助后勤管理人员制定行之有效的节能改造措施，逐步降低运行费用，实现医院运维阶段能耗管理工作的科学化和精细化。

二、BIM技术应用

“疫时”发热门诊设计的多样化需求，带来建筑形象、功能的不断革新与增加，设计工作日益复杂、烦琐。而且，随着可持续发展战略深入到各行各业，设计阶段应该综合考虑能源效率、环境影响等可持续发展方面，对建筑设计效率的要求越来越高。传统的二维设计模式已不能满足设计需要，存在众多的弊端。该部分主要结合研究团队已建设的装配式防疫卫生间项目，阐述BIM技术在发热门诊设计中的应用。

（一）管线碰撞检测

近年来，BIM技术快速发展给建筑业带来了革命性影响，BIM数据共享的思想使得项目各方能够更好地交流和协调，显著提高了项目设计的效率，能明显降低设计与施工中的管线冲突发生的概率。通常BIM中所说的碰撞检查分为硬碰撞和软碰撞两种，硬碰撞是指实体与实体之间交叉碰撞，软碰撞是指实际并没有碰撞，但间距和空间无法满足相关施工要求（安装、维修等），软碰撞也包括基于时间的碰撞需求，是指在动态施工过程中，可能发生的碰撞，例如场布中的车辆行驶、塔式起重机等施工机械的运作。

基于BIM技术的碰撞检测流程大致是，利用Revit、ArchiCAD等软件建立BIM模型，在模型校核清理链接后，通过碰撞检查系统运行操作并自动查找出模型中碰撞点，目前Navisworks、Revit、Fuzor、橄榄山插件等具备碰撞检测功能，可获得需要的碰撞检测报告。碰撞检测主要工作分为以下5个阶段：全专业模型提交、模型审查并修改、系统后台自动碰撞检查并输出结果、专业人员复查并查找相关图样以及撰写碰撞检测报告。

（二）施工进度模拟

利用Microsoft Project软件关联Revit模型技术，构件二维码实时追踪管理技术，动态展示建筑整体和局部的施工过程。具体来讲，利用BIM技术进行施工组织优化、构件运输方案优化、场地布置优化、主体结构吊装方案优化等。利用可视化管理技术直观展示了整个施工过程，有效实现了4D进度模拟与Project文件中的数据对接，为医院决策者管理项目建设提供更为直观的途径和方法，提高了建造效率，降低了施工现场返工、窝工和材料浪费，进而实现了低碳建造施工目标。该部分以装配式防疫卫生间项目为例，对于施工阶段运用BIM技术流程、方法以及主要内容进行详细阐述，发热门诊设计方案中BIM技术利用同样可参考如下步骤：

1. 建立全专业 BIM 模型

基于BIM技术在设计阶段的应用优势有：

（1）运用BIM技术进行各专业协同作业　装配式建筑需要对预留孔洞和预埋构件进行精细化设计，因此设计时不同专业之间信息的交流就显得尤为重要。运用BIM技术，构建BIM信息平台，方便不同专业之间的协同作业，不同专业的设计人员可以依据BIM平台信息实现本专业的技术标准和参数要求。

（2）运用BIM技术进行碰撞检查　装配式构件在工厂生产，然后运至现场装配，不可避免会出现构件之间的设计误差。运用BIM技术对预制构件进行精细化设计，通过建立的BIM模型进行碰撞检测及时发现相邻构件之间的设计冲突，找出设计过程中的疏漏，降低施工装配过程中因设计变更带来的费用。

（3）运用BIM技术进行标准化设计　在装配式建筑的设计过程中将不同样式和尺寸的建筑构件上传至BIM平台进行整合，建立预制构件的标准化族库。同时，运用BIM技术将各个族库中的标准化构件进行组装，增加装配式建筑样式的多样性，减少装配式建筑设计的时间和成本。

2. 制定施工组织计划

传统建造模式只需要设计和施工两个阶段，而装配式发热门诊建筑的特点决定了其需要通过设计、生产、物流、装配四个阶段。通过BIM与精益建造思想的协同作用对装配式构件进行深化设计以及施工模拟。可通过设计装配式构件的精益生产流程，促使物料和供应商在管理环节降低生产成本，提高生产效率，从而实现项目的成本控制目标。基于BIM技术的施工方案优化具体流程如下：

预制构件运输到施工现场，如果不能及时吊装将会增加仓储费用。特别是在施工场地局促，没有条件进行构件周转存放时，如果结合精益建造管理工具中的JIT方法，将现场施工进度与构件预制进度合理计划，制定的构件预制方案能够高效配合现场装配计划，在吊装前一天将本批预制构件运至装配施工现场，可以减少施工现场的仓储用地和仓储时间，降低仓储费用，也降低预制构件厂的仓储费用。同时，制定合理的施工吊装计划可以提高吊装效率，从而缩短吊装设备在场时间，减少租赁费或设备使用费的支出，有助于降低装配式建筑现场施工成本（图2-62）。

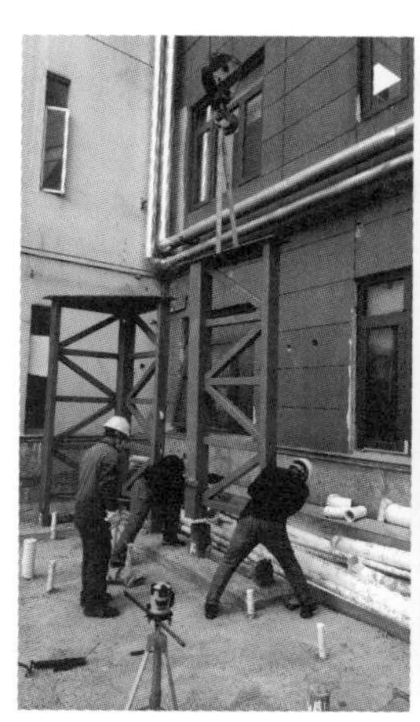
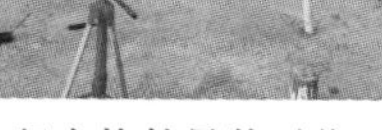
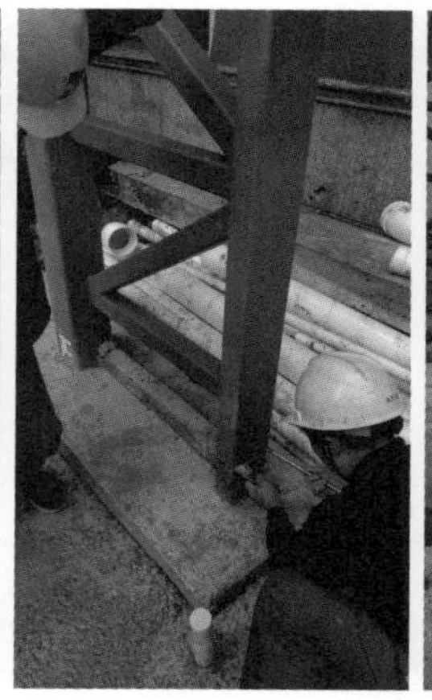
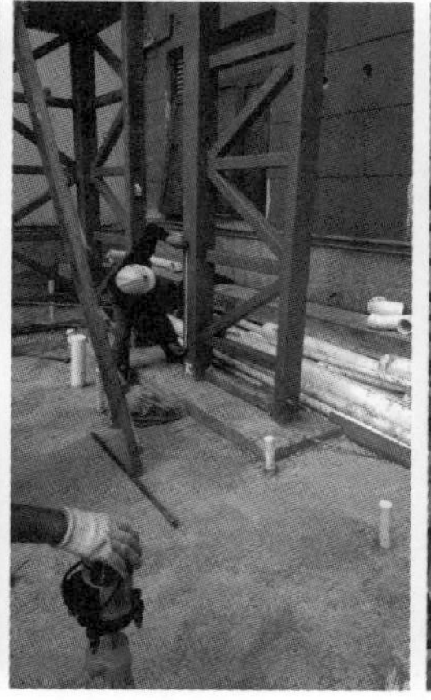
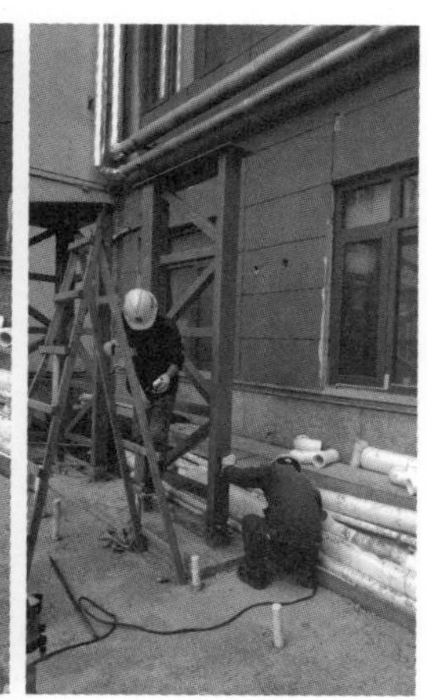

竖向构件吊装对位　　　高低、垂直、水平调节　　　点焊临时固定

图2-62　基于BIM的竖向构件吊装方案

3. 基于 BIM 优化场地布置

施工现场布置是施工组织计划的一部分，其主要内容有垂直运输机械的选择及布置、垂直运输路线的选择、加工棚的布置、施工现场运输道路、临时用电网络、临时排水系统、临时用水管道、材料堆场大小及位置、围墙与入口位置、办公区位置、生活区位置、绿化区域位置等。施工现场布置需要考虑的因素很多，如施工现场布置的技术规范、建筑物的位置、建筑面积、楼层高度、材料使用计划、施工设备需求、人员需求等。因此，只有充分考虑这些信息对施工现场布置的影响，结合建筑信息模型的特点，施工现场布置的设计和优化才能高效的实现。

基于BIM技术遵循场地布置原则：以满足工程施工顺利进行为基本前提下，尽可能地减少临时设施搭设的种类和数量，充分发挥施工场地内原有建筑物的作用，选择其中能够继续使用的作为临时设施，减少临时设施成本。布置方案在保证安全距离的前提下，应该尽量紧凑，提高施工场地的利用率，最大限度地利用施工场地，减少场内运输工作量和临时水电管网，也便于进行施工场地的管理。为了缩短运输距离，施工机械的位置、材料及半成品的堆放场地应按照就近原则将其布置在使用地点附近，同时尽量在垂直运输机械覆盖的范围内布置临时材料堆放点，减少二次搬运量。

对于施工项目来说，不同阶段的场地布置涉及方方面面的影响因素，这些因素之间相互联系、相互制约，使得工程现场布置工作变得十分复杂并且工作量大。在进行施工场地布置时，依靠经验知识的定性分析不能成为方案决策的唯一依据，需要结合定量的方法更加清晰、明确地比较方案的优劣。在定量方法中，对工程施工需要使用的施工设施物质要素在规定的场地范围内布局成为重点，这也成为量化分析的决定性因素。一般这种布局情况都是在相关图样和说明文件上反映，它不能直观地反映现场布置情况，也无法说明设施间的内在联系。如果BIM能够提供全面的施工现场信息数据库，工作人员就可以在相关BIM软件提供的可视化操作界面进行，通过直接拖曳的方式完成施工现场布置BIM模型的绘制。同时基于BIM提供的参数化构件的特点，可以以其提供的数据为基础对施工现场布置方案进行定量的分析、计算、比较、优化。

4. 基于BIM优化构件运输方案

装配式项目在选择构配件厂时要把构件运输距离作为重要考察指标，合理选择距离项目较近的构配件厂，控制预制构件到装配现场的物流运输距离在100km以内，以降低物流成本。构件运输前要做好构件防护工作，防止构件碰撞。在运输过程中要加强运输环节的管理，挑选有预制构件运输经验的单位长期合作并及时向运输司机做技术交底，确保预制构件在运输过程中不产生破损。对于出厂装车时质量检查合格，但是进入装配现场后质量检查有缺陷的预制构件由运输单位承担责任。在运输环节明确细化权责，做好构件运输过程中的保护工作，确保成品构件产品质量。实现有序标准化生产的有效手段。

通过对预制构件的产量进行适时控制，使构件的生产与供给具有合理的弹性，在保证满足订单进度要求的同时，尽量使库存最小，从而降低成品储存费用。通过保证原材料的准时供应，确保预制构件生产线连续生产，降低生产线间断生产造成的损失。预制构件因其体积大且形状不规则，所以搬运比较困难，准时制生产能够保证同一批次的构件在预制构件厂连续出仓，工人可以根据装配现场吊装的先后顺序直接将预制构件合理摆放，避免二次搬运，降低仓储和运输费用。

（三）智慧工地建设

1. 施工现场小型气象站搭建

应用物联网技术构建气象站管理技术体系，主要包括对项目现场气象环境数据的收集、分析与管理，已在多个项目中得到了应用。气象站研究基础主要包括3个方面：气象设备的搭建、气象数据云平台及移动端应用、气象数据的分析。施工现场气象站搭建流程如下：

施工前期，应对项目周边的情况进行分析，确定采集的气象数据类型。传感器主要包括：风向传感器、风力传感器、风速度传感器、空气温度传感器、空气湿度传感器、噪声传感器、PM10传感器、PM2.5传感器、大气压传感器、光照传感器。气象站搭建完成后，通过软件调试，传感器数据可实现自动采集。硬件设备安装完成后，需要在云平台对数据进行管理。气象站通过基于云平台端和移动端的应用对数据进行管理，并且提供开放的API接口。

云平台端主要包括3个大类，9个小分类功能，大类功能包括：在线监控、数据中心、系统设置；小分类包括：实时数据、视频监控、继电器管理、历史数据、继电器操作记录、通知记录、账户管理、设备管理、系统日志。通过上述功能对气象站的各项数据可以实现实时管理，同时也可建立电子大屏，展示各项气象数据。移动端与云平台端数据管理的内容类似，为了便于手机查阅数据，主要包括物联网监控、地图、设备和消息等，实现物联网数据在移动端的再现，并且可以查看数据的监测图表。

可结合发热门诊项目需求，对气象站采集数据进行智能分析，主要包括报警功能。具体来说，首先对传感器采集的数据设置阈值，当施工现场该检测指标达到设置阈值时，即触发报警。对气象数据的研究途径分为两种，可以通过历史采集数据导出进行单独分析，也可以在平台中实现智能管理与分析。

2. 基于 BIM 的二维码构件追踪技术

基于BIM的协同平台是发热门诊建设工程中最能有效实现及稳定支持集成化的平台形式，也是实现医院建设项目集成BIM管理的重要方法。该防疫卫生间项目将建设的决策、设计、施工、交付、运维及管理等各阶段的有效信息集成到二维码，通过公开、共享的南京装配式建筑信息服务与监管平台对构件的追踪管理，实现各参建单位对项目全生命周期的信息化协同及高效管理。BIM模型包含构件生产制造阶段、物流转运阶段、施工装配阶段和运维管理阶段的构件基本参数信息、设备设施信息、功能效用信息和医疗业务信息等。

该平台是由东南大学BIM-CIM技术研究中心和南京禹腾信息科技有限公司等各方力量共同研发的构件信息服务与监管平台，以线上线下相结合的方式为装配式建筑参建各方提供信息服务，借助移动端App、二维码或无线射频芯片等技术精细化追踪每个预制构件，以高效、公平、透明的方式服务于建设、设计、生产、施工和监理各方，进一步发挥市场机制在资源配置中的决定性作用，着力打造“BIM+互联网+物联网”装配式建筑服务与监管新模式，即以信息化手段及BIM相关技术为基础，建立面向装配式建筑监管的综合信息平台，以网络化方式实现市、区管理部门及各类企业间的信息沟通、上报及监管。

作为行业主管部门对于南京市全域装配式建筑日常管理的工作平台（图2-63、图2-64），可满足政府和行业的诸多需求。在行业层面，满足装配式建筑建设全过程管理要求，提高生产和施工的协同效率；保障装配式建筑全产业链信息互通，实现建筑行业信息互动；确定正向设计方法和实现途径，并用科学的方法实现对预制装配率的论证与设计优化；采用可视化、轻量化设计加强移动终端的服务能力。

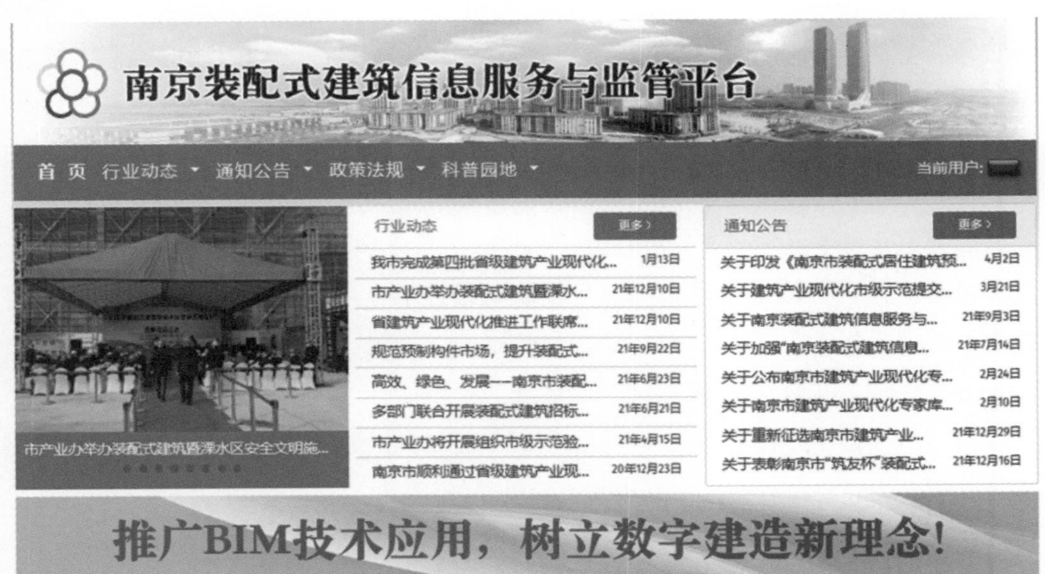

图2-63　南京装配式建筑信息服务与监管平台Web端

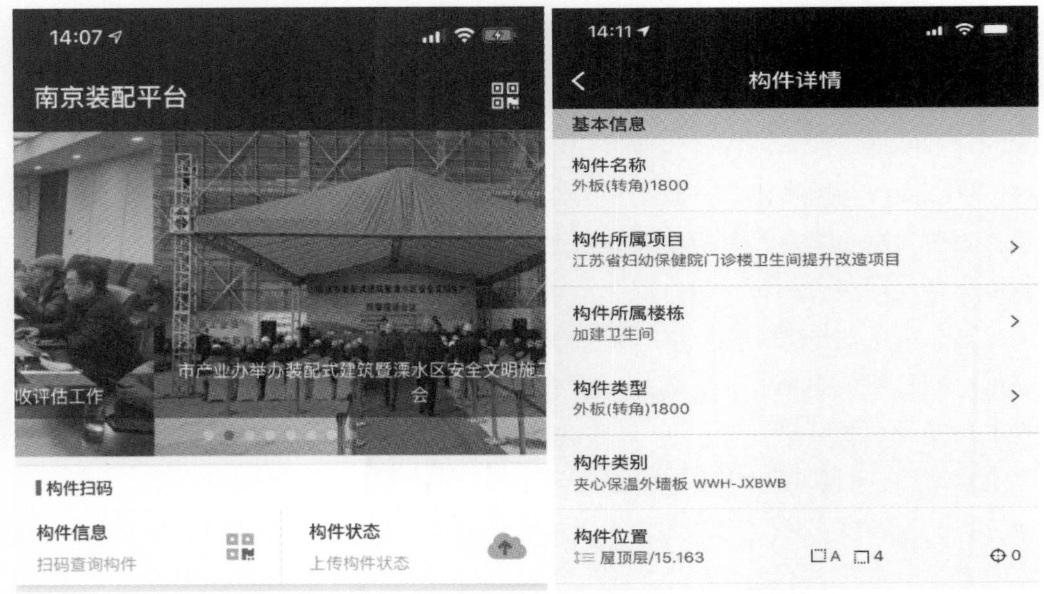

图2-64　南京装配式建筑信息服务与监管平台手机App端

以防疫卫生间项目为例，主体钢结构构件、外围护墙板构件和装配式内装构件在工厂预制后，进而转运到施工工地进行现场装配，因此对构件全生命周期的质量追溯十分重要。建立基于BIM的统一建模和构件编码规则，通过南京装配式建筑信息服务与监管平台，数据信息以构件为载体存储于BIM模型中并导入平台。一套完善的编码规则是实现信息联动的重要手段，而编码规则的统一更是实现全流程信息管理的唯一途径，按规定的规则赋予每个构件唯一的编码，同时将编码特征提取赋值功能内置到BIM建模软件中，实现系统自动识别赋值功能，并可自动生成唯一的二维码。建设项目各参建单位，涉及构件生产、运输、施工单位的操作人员在实际工作过程中可通过手机扫描构件二维码后提交构件状态，该平台可自动全程记录状态数据更新情况及定位信息，实现对构件轨迹和状态真实有效的追踪。相关数据与BIM模型进行交互比对，可直观反映项目建设全过程进度，包括构件在工厂生产、库存情况，运输至现场的安装进度、质量等情况，以此为工厂排产和现场施工组织计划安排提供相关信息服务。

3. 基于 BIM 平台的施工进度 - 成本动态监管技术应用

为解决装配式发热门诊项目施工进度与成本联动性不强，施工过程中缺乏对进度及成本的有效监控，难以及时发现偏差并调整实施计划等问题，以研究团队防疫卫生间项目为例，提出将BIM模型应用于项目施工进度-成本联合管控中。通过建立全专业三维模型，利用Microsoft Project软件关联Revit模型技术和构件二维码追踪管理技术，软件编制进度计划，计算施工成本，再将进度-成本信息导入Navisworks软件，实现项目三维模型与进度和成本信息的匹配关联，构建基于BIM的施工期进度-成本信息可视化模型及动态联合管控信息平台，动态展示建筑整体和局部的施工过程。

以隔墙龙骨施工作业为例，通过进度-成本信息可视化模型实现其施工过程的仿真模拟，动态展示隔墙龙骨施工过程中施工成本随施工进度的变化，并运用看板以图形的形式直观地展示，将进度-成本的偏差程度计算值和预警边界阈值进行对比，为施工组织管理提供参考。当成本偏差程度超出阈值时，发出预警信息，提醒项目管理者及时找出偏差原因并修改施工计划，加强工程的安全管理和质量控制，指导后续施工。

三、装配式技术的应用

在新型建筑工业化和低碳发展的行业背景下，针对发热门诊设计如何适应装配式建筑设计及产品生产、提升建造效率、优化建筑性能、确保质量安全等基本问题，以团队防疫卫生间项目为例，提出设计模式的创新、建造模式的创新以及信息化管理的创新，并且在装配式预制装配率的指标上满足《江苏省装配式建筑综合评定标准》（DB32/T 3753—2020）评定标准。

（一）基于BIM协同设计模式

该项目在装配式建筑设计理论和方法上提出，以构件及其系统为核心的建筑设计理论和方法，通过明确建筑构件分类、分件和构件系统组合的建筑设计，重新定义基于构件的防疫建筑的物质构成、空间构成、性能构成以及功能构成。通过基于构件系统的协同设计，支持协同建造分工和基于BIM 的工程管理。以竖向结构构件为例，一级预制构件为工厂生产的最小构件单元，二级构件通过若干个一级构件组合而成。构件的分类组合提高了工厂制作安装、运输以及现场装配效率。防疫卫生间项目依据《江苏省装配式建筑综合评定标准》（DB32/T 3753—2020）计算可知，预制装配率为77.69%，综合评定为92.69分，大于标准限值90分，因此评定等级为三星级。

（二）装配式智能建造管理模式

本项目应用装配式建筑精益化智能建造模拟，通过南京装配式建筑信息服务与监管平台，实现建筑全流程信息互联互通和装配式建造快速化、精细化、低碳化、智能化、信息化的既定目标。为实现主体结构快速装配目标，本项目利用BIM技术，提出了主体结构框式构件分层装配的建造技术与方法。具体来讲，如图2-65所示，在角部L形竖向框式构件上设计大板与限位件，并预留大小孔，不仅给现场提供便捷的螺栓连接条件，而且实现了横向楼板构件在现场快速吊装定位连接操作。如图2-66所示，通过横向楼板构件上预制好的竖向连接设计，上层竖向构件可以实现快速定位与连接，而后再进行符合规范要求的焊接处理。每层三块横向楼板构件间预留有缝隙，待吊装装配定位后再进行现浇处理，提高吊装效率。

本项目提出了围护构件标准化设计的理论，设计过程综合考虑道路运输规范，确认外围护墙板的种类和数量，提高墙板在工厂的预制生产效率、运输效率以及现场吊装效率。提出了设备管线构件系统独立的设计原则，使设备管线系统与其他构件系统相互独立，互不交叉，并通过BIM模型进行碰撞检查模拟，提高了现场设备管线系统装配的效率，并为后期设备管线系统构件的维修和更换提供了基础。本项目部分实现了装配式内装技术，在设计上通过对内装墙板等的标准化设计提高了工厂预制、运输和装配的效率，并通过BIM技术对施工阶段人员和物料进行了成本-进度动态模拟，提高了对项目进度的控制和施工效率。

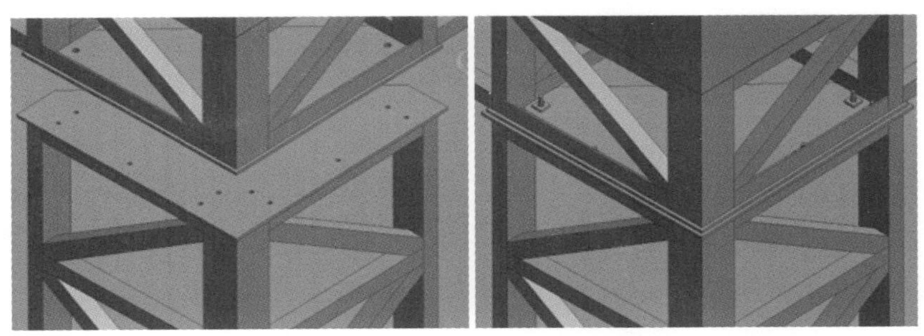

图2-65　竖向结构构件与上层横向结构构件连接示意图

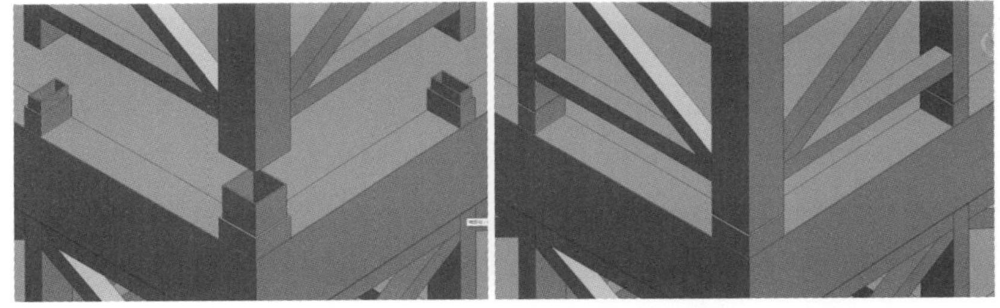

图2-66　横向结构构件与上层竖向结构构件连接示意图

计算流体动力学CFD（Computational Fluid Dynamics），经过半个世纪迅猛发展逐渐成熟的重要标志就是近几十年来，随着CFD通用软件的性能日益完善，应用的范围也不断扩大，在化工、冶金、建筑、环境等相关领域中也被广泛应用。自从1974年CFD技术被首次应用于空调设备工程模拟空气流动以来，CFD技术进入建筑领域已有几十年历史。现今的CFD软件已经向大型化、精确化、模块化、多领域化方向发展。近年来，作为发热门诊设计中的重要组成部分，建筑室内风环境模拟备受业界关注，良好的建筑室内风场可以营造安全舒适的建筑风环境，利于污染物的排放，避免气流交叉感染。本项目综合考虑防疫通风性能需求，通过Fluent软件进行CFD模拟，对设计方案进行优化改进，有效提高了发热门诊项目的通风性能。

第五节　运营管理

一、医疗设备

（一）总体原则

1）发热门诊设备配备应按照填平补齐的原则，配置基础类设备、医疗救治类设备、消毒类设备、检验类及放射类设备等。

2）发热门诊各功能区应充分利用信息化手段和自助便捷的服务技术，如非接触式挂号和收费设备、可连接互联网的设备、可视对讲系统等减少诊疗环节交叉感染的风险。

3）发热门诊信息系统的建设应符合《全国医院信息化建设标准与规范（试行）》等规范要求，纳入医院整体信息化建设管理，并具有发热门诊特色的电子病历系统、疾病库等。

4）所有功能空间均应设手卫生设施，洗手设施应使用非手触式洗手装置。应配置空气或气溶胶消毒设施和其他有效的清洁消毒措施，以及符合消毒产品卫生安全评价标准的消毒器械。

5）具备与医院信息管理系统互联互通的局域网设备、电子化病历系统、非接触式挂号和收费设备、可连接互联网的设备、可视对讲系统等。

（二）具体配置参考

发热门诊医疗设备配置参考目录见表2-17。

表2-17　发热门诊医疗设备配置

序号	设备分类	设备名称
1	放射类	CT 或 DR
2	医疗救治类	输液泵、注射泵
3		雾化泵
4		电子血压计
5		电子体温计
6		血糖仪
7		手持脉搏血氧饱和度测定仪
8		监护仪
9		心电图机
10		除颤仪
11		无创呼吸机
12		有创呼吸机
13		心肺复苏仪
14		插管喉镜
15		负压担架
16	检验类	全自动生化分析仪（400 测试 / 小时）
17		全自动血细胞分析仪

（续）

序号	设备分类	设备名称
18	检验类	全自动尿液分析仪
19		全自动尿沉渣分析仪
20		全自动粪便分析仪
21		全自动血凝分析仪
22		特定蛋白分析仪
23		血气 / 电解质分析仪
24		生物安全柜
25	消毒类	全自动雾化空气消毒机
26		紫外线灯车
27		医用空气消毒机
28	基础类	病床
29		转运平车
30		护理车
31		仪器车
32		治疗车
33		抢救车
34		输液车
35		污物车
36		氧气接头

二、人员配置

（一）人员配备要求

1）发热门诊所有工作人员需经过传染病相关法律法规、传染病诊疗知识和医院感染预防与控制相关培训，经穿脱防护用品、手卫生、医用防护口罩适合试验等知识和技能考核合格后上岗。

2）疫情流行期间配备有临床经验、传染病知识培训的医务人员，应掌握传染病流行病学特点、诊断标准、治疗原则和防护措施等相关知识及技能。

3）发热门诊应根据患者数量及隔离床位数量配备相应数量的医护人员，综合医院发热门诊每张隔离留观床应至少配备1名护士，疫情期间根据实际患者数量增配相应医护人员数量。普通病区应达到医护比1∶2.5，床护比1∶1，重症病区应达到医护比1∶3，床护比1∶6，要在呼吸、感染、重症等专业基础上，配备一定数量的呼吸治疗师。隔离病区每个岗位应至少有2名医务人员同时在岗，医务人员每

4~6小时轮换一个班次。

4）医疗机构还应配备重症医学、内科、院感管理、急诊、儿科、影像、临床检验等相关专科医务人员组建的院内专家组和多学科团队，对发热门诊筛查发现的可疑传染病患者进行专家会诊，对疑难危重患者开展多学科、精细化诊疗。

5）要配备专职保洁人员，并有针对性地开展感控培训及考核，不得由医务人员或其他病区保洁人员兼职隔离病区保洁工作。清洁区、潜在污染区、污染区的清洁用品不能混用。

（二）个体防护要求

1）常态化诊疗，医务人员应按照标准预防原则，根据疾病的传播途径和医疗操作可能感染的风险选用适当的个人防护装备。非隔离病区工作人员防护要求：穿工作服、戴工作帽和医用外科口罩；如接触血液、体液分泌物或排泄物时，加戴一次性医用乳胶或橡胶手套；采集呼吸道样本、吸痰时，戴医用防护口罩、防护面屏、一次性医用乳胶或橡胶手套，穿隔离衣。隔离病区工作人员防护要求：穿医用防护服，戴一次性工作帽、医用防护口罩、护目镜或防护面屏、一次性医用乳胶或橡胶手套；从事气管插管、协助危重患者俯卧位通气、护理ECMO患者时，建议使用正压头套或全面防护型呼吸防护器，不建议使用挂耳式医用防护口罩。医务人员每次进入隔离病区前，要进行医用防护口罩密合性测试，合格后方可进入。

2）疫情期间，医务人员应根据传染风险进行科学防护，同时做好健康监测，每天测量体温，若出现咳嗽、发热等身体不适症状时，及时向单位主管部门报告。

3）感控专职人员应进入病区（包括隔离和非隔离病区）开展日常巡查指导工作，做好记录，并每日向医院主要负责同志报告工作情况。要对全员个人防护、环境清洁消毒、医废处置、手卫生执行情况等开展巡查，要对医护人员从事气管插管、吸痰、支气管镜检查、协助俯卧位通气患者翻身等高风险暴露操作时的个人防护进行重点指导，避免防护不足或过度防护。医务人员穿脱个人防护用品时，要有感控人员在现场或通过监控装置进行监督。

4）发热门诊医务人员应指导患者及其陪同人员在健康条件允许的情况下，规范佩戴医用防护口罩。

（三）人员工作要求

1）隔离病区和非隔离病区不能共用同一批工作人员。工作人员首次进入隔离病区前要开展身体健康和心理状况评估。隔离病区内工作人员每隔 1~2天进行1次核酸检测，隔离病区工作结束及返回其他病区工作前，应当按照规定做好隔离观察和核酸检测。非隔离病区工作人员每7天进行一次核酸检测。要根据人员情况轮流安排检测，做到每天都有人员接受检测，每天测量2次体温，出现发热、咳嗽等身体不适症状，及时向单位主管部门报告。

2）定点医院隔离病区所有工作人员（包括医务、管理、安保、保洁、餐饮、医疗废物收集转运等人员）及其他直接或间接接触病毒感染者的工作人员（包括专门为病毒感染者提供服务的影像学检查等医务人员、闭环管理人员的通勤车司机等）都要严格闭环管理，不得在定点医院内安排驻地。实施闭环管理的人员要在驻地单人单间（带独立卫生间）居住，不得混住，不相互交流走访，避免堂食，避免外出购物、就餐等行为。所有人员按照居住地与定点医院之间两点一线出行，并安排交通车做好保障。

三、运维保障

（一）清洁消毒

1）发热门诊区域的医疗设备、物体表面、布草、地面、空气及空调通风系统的消毒和医疗废物的处置，应符合《医疗机构消毒技术规范》《医疗废物管理条例》和《医疗卫生机构医疗废物管理办法》等相关规定，并有相应的工作记录。

2）发热门诊根据需要可配备消毒装置，如空气消毒机等，实时或定时对环境和空气进行清洁消毒。

3）有条件的医疗机构可在不同分区设保洁区或室，清洁区用于清洁区的清洁消毒工作；缓冲间可设置清洁消毒区如放置消毒剂、回收可复用防护用品等；污染区用于污染区物品的清洁消毒。

（二）医疗废物处置

1）污水排放和医疗废物与生活垃圾的分类、收集、存放与处置应符合《医疗废物管理条例》《医疗卫生机构医疗废物管理办法》《医疗废物专用包装袋、容器和警示标志标准》《医疗废物分类目录》等相关法规的要求。

2）发热门诊的污水、污物等废弃物应严格消毒，确保符合《医疗废物管理条例》《医疗卫生机构医疗废物管理办法》《医疗机构水污染物排放标准》（GB 18466—2005）和《医疗机构消毒技术规范》（WS/T 367—2012）等卫生法规、规范、标准的要求。疫情期间，发热门诊污水、医疗废物处置应按照疫情防控的有关规定执行。

（三）设备维护

1）发热门诊的通风系统应独立设置并定期维护和消毒，更换下的过滤器按照感染性废物相关规定处理。

2）每周应对空调系统清洗消毒1~2次，对空调冷凝水集中收集，消毒后排放。

3）空调冷凝水应分区收集，随医疗污水处理。

第三章　案例分析

第一节　东莞市妇幼保健院发热门诊

一、项目概况

项目名称：东莞市妇幼保健院发热门诊楼

用地面积：951.50m²

建筑面积：2348.25m²

建筑层数：地上2层；地下1层

设计时间：2021年4月

结构形式：钢筋混凝土框架结构

建成时间：2022年8月

二、建设内容

新建两层发热门诊楼，总建筑面积2348.25m²；局部地下1层41.20m²，放置污水处理设备。功能上分别设置有普通发热门诊与特殊发热门诊。

三、建筑设计

（一）选址与总平面布局

本项目选址位于医院东北角，为独立建筑，距离周围建筑及公共场所均不小于20m，具备设置连接市政道路独立出入口的条件。发热门诊楼南侧设置有普通发热门诊患者出入口；东侧设置有普通发热门诊污物出口、医护/洁物出入口；西侧设置有特殊发热门诊患者出入口、特殊发热门诊污物出口（图3-1）。

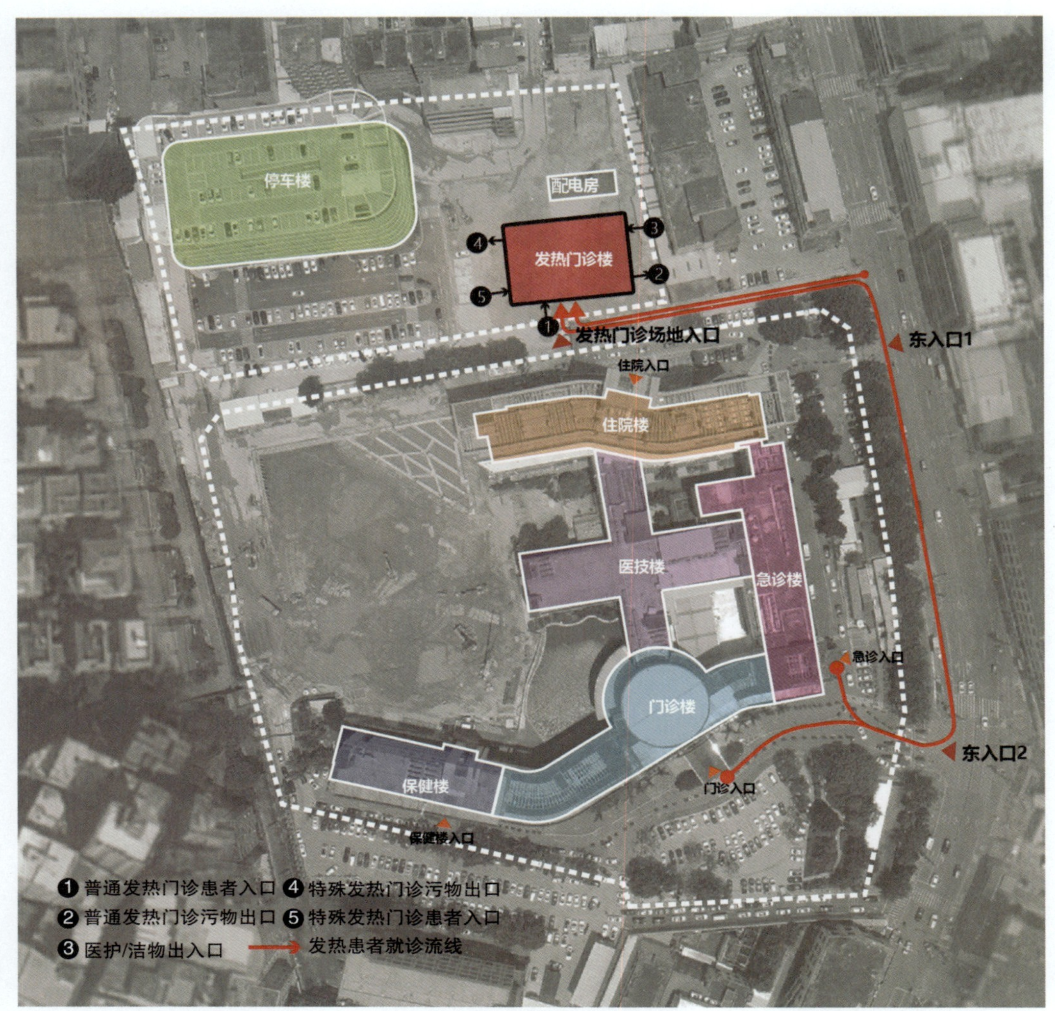

图3-1 总平面示意图

优点：本发热门诊项目为独立建筑，且距离周围建筑及公共场所均有超过20m的合理安全距离，并分别设置了普通发热门诊与特殊发热门诊，减少不同患者交叉感染概率。

不足：医护/洁物出入口与普通发热门诊污物出口设置在同一侧，建议将医护/洁物出入口设置在北侧。

（二）建筑平面功能分区与流线

本项目一层主要功能设置有普通发热门诊以及特殊发热门诊（图3-2）。各自设有独立的患者出入口及污物出口，共享洁净区的医护人员办公休息用房。清洁区、污染区、缓冲区（脱卸防护用品区）分区明确，清洁区设有一台医护电梯，发热门诊污染区设有一台患者电梯。

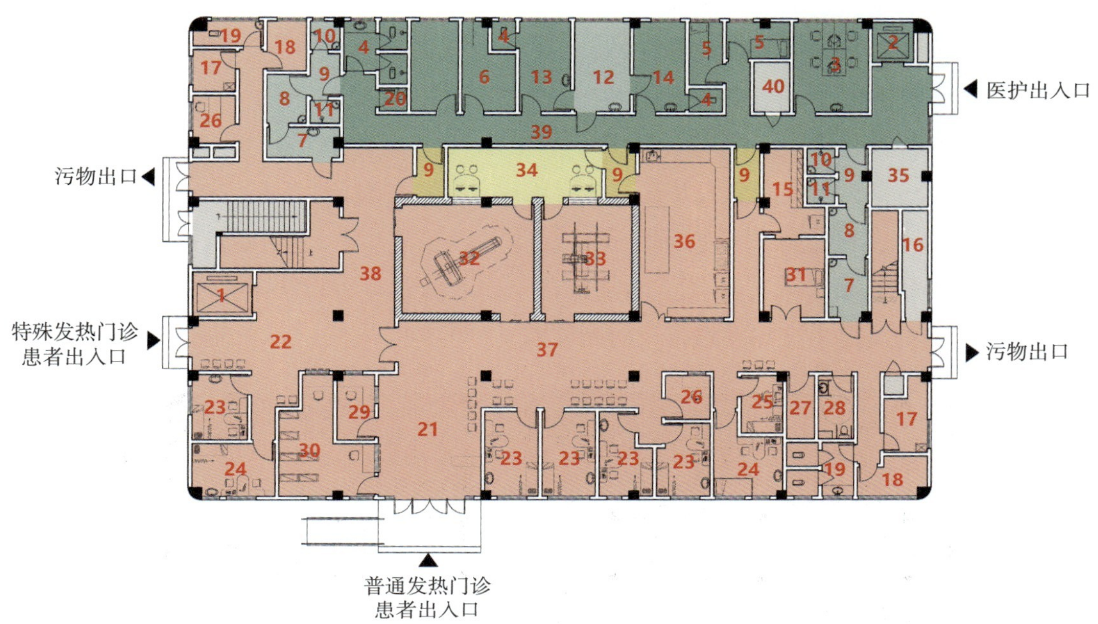

图3-2　一层平面图

1—患者电梯　2—医护电梯　3—医生办公室　4—医生卫生间　5—值班室　6—休息就餐室　7—一脱　8—二脱　9—缓冲　10—男淋浴　11—女淋浴　12—穿防护服　13—男更衣　14—女更衣　15—治疗室　16—UPS　17—污洗间　18—污物暂存间　19—患者卫生间　20—洁具间　21—普通发热门诊大厅　22—特殊发热门诊大厅　23—儿科诊室　24—成人诊室　25—心电图室（B超）　26—核酸采样室　27—库房　28—无障碍卫生间　29—挂号/收费室　30—药房　31—抢救室　32—CT检查室　33—DR检查室　34—控制室　35—配电间　36—检验室　37—普通发热门诊患者走道　38—特殊发热门诊患者走道　39—医护走道　40—弱电机房

普通发热门诊污染区设置有：预检台、候诊区、儿童发热诊室（4间）、成人诊室（1间）、抢救室、核酸采样室、心电图室（B超）、CT检查室、DR检查室、控制室、检验室、库房、治疗室、男女卫生间、无障碍卫生间、污物暂存间、污洗间。

特殊发热门诊污染区设置有：儿童等候区、儿童发热诊室（1间）、成人等候区、成人发热诊室（1间）、核酸采样室、卫生间、污物暂存间、污洗间。

污染区共享用房设置有：挂号收费室（分别开窗口）、药房（分别开窗口）。

发热门诊缓冲区（脱卸防护用品区）用房设置有：防护用品第一脱卸间、防护用品第二脱卸间、男更衣淋浴间、女更衣淋浴间（普通发热区、特殊发热区分别设置）。

清洁区用房设置有：值班室、穿戴防护用品间、休息就餐室、清洁库房、更衣室、淋浴室、卫生间、洁具间等。

优点：功能分区明确，普通发热门诊区与特殊发热门诊区分开设置，儿童发热诊室与成人发热诊室分别设置。

不足：特殊发热门诊污染区卫生间，仅设置一个蹲位，未对儿童与成人进行区分，建议压缩污物暂存间增设儿童专用卫生间；未设置PCR实验用房，可利用院内PCR实验室；未考虑成人及儿童治疗用房，建议增设治疗室。

本项目一层医疗流线分别设置有：普通发热患者就诊流线、特殊发热患者就诊流线、医护人员进入污染区工作流线、医护人员退出污染区工作区流线、普通发热门诊污物流线、特殊发热门诊污物流线（图3-3）。

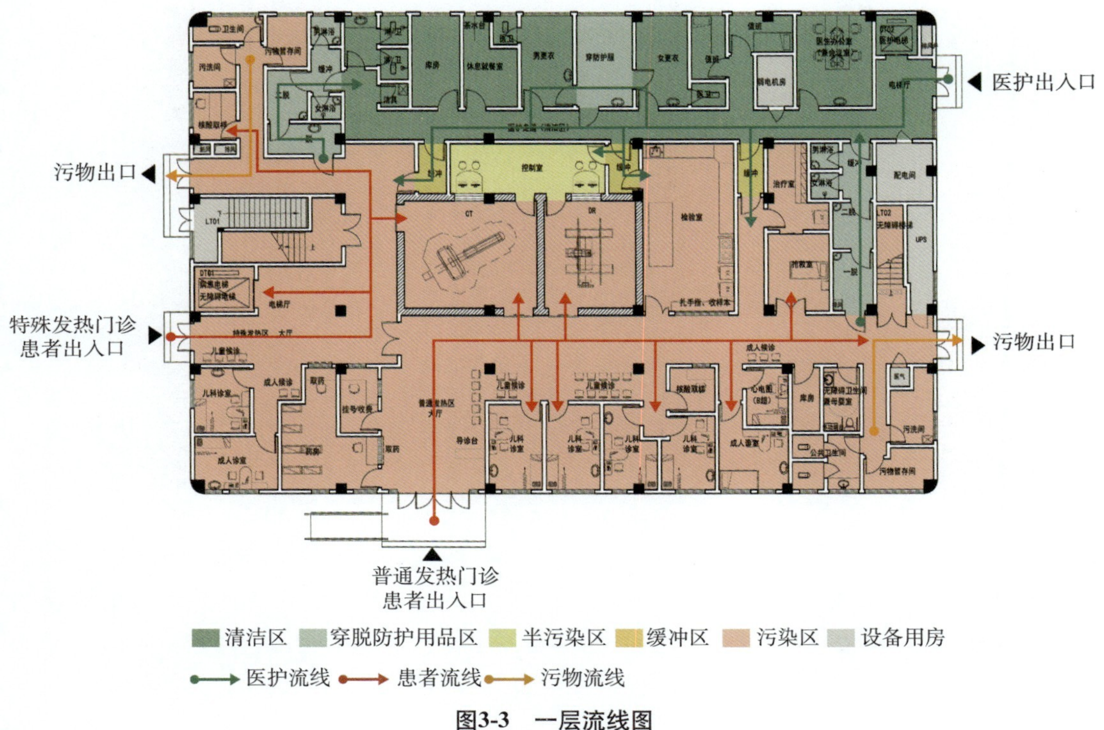

图3-3　一层流线图

优点：普通发热患者与特殊发热患者就诊流线分别设置，有利于院感控制。

不足：检验室设置在普通发热门诊区，特殊发热及留观病人标本需穿越普通发热门诊区送达，送标本需做好密闭措施。

本项目二层主要功能设置为隔离病房、留观病房及医护办公休息用房。未设置专用护理走道。医护人员穿防护用品后，分别通过不同的缓冲区进入负压隔离病房区及普通留观区（图3-4）。

负压隔离病房污染区用房设置有：负压隔离病房6间（其中一间兼万级手术室）、污物暂存间、污洗间。

留观病房污染区用房设置有：留观病房9间、护士站、仪器室、治疗室、处置室、污物暂存间、污洗间。

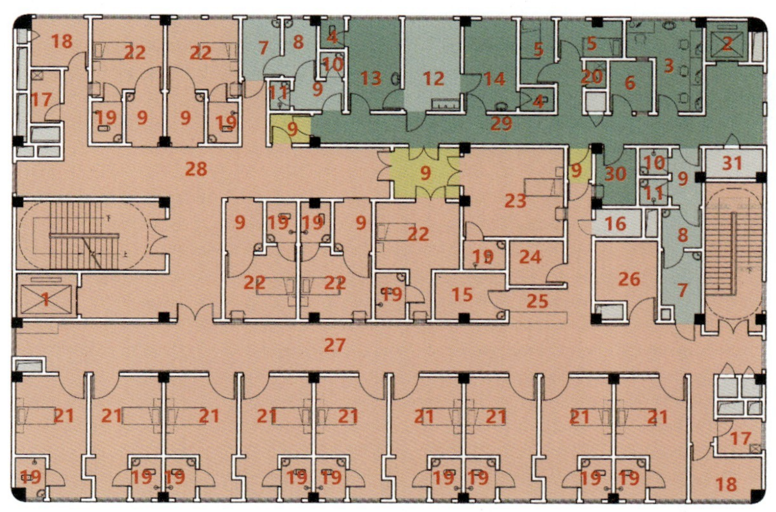

图3-4　二层平面图

1—患者电梯　2—医护电梯　3—医生办公室　4—医生卫生间　5—值班室　6—休息就餐室　7—一脱　8—二脱　9—缓冲　10—男淋浴　11—女淋浴　12—穿防护服　13—男更衣　14—女更衣　15—治疗室　16—UPS　17—污洗间　18—污物暂存间　19—患者卫生间　20—洁具间　21—留观病房　22—负压隔离病房　23—负压隔离病房兼万级手术室　24—仪器室　25—护士站　26—处置室　27—普通发热门诊患者走道　28—特殊发热门诊患者走道　29—医护走道　30—无菌物品　31—强电间

缓冲区（脱卸防护用品区）用房设置有：防护用品第一脱卸间、防护用品第二脱卸间、男淋浴间、女淋浴间。

清洁区用房设置有：医生办公室、值班室、休息就餐室、男女更衣室、卫生间、穿戴防护用品间、清洁库房、更衣室、淋浴室等。

优点：洁污分区明确，负压隔离病房、留观病房分别设置，有效避免了交叉感染。

不足：缺少被服库，建议在洁净区增加库房或储存柜；万级手术室缺少洗消间，应增设。

本项目二层医疗流线分别设置有：普通发热患者隔离留观流线、特殊发热患者负压隔离病房流线、医护人员进入退出污染区工作流线、污物流线（图3-5）。

不足：负压隔离病房兼万级手术室，当做手术室使用时医护人员、患者及污物、洁物均为同一流线，仅能作为应急抢救使用；部分负压隔离病房传递窗设置在普通发热门诊留观过道。

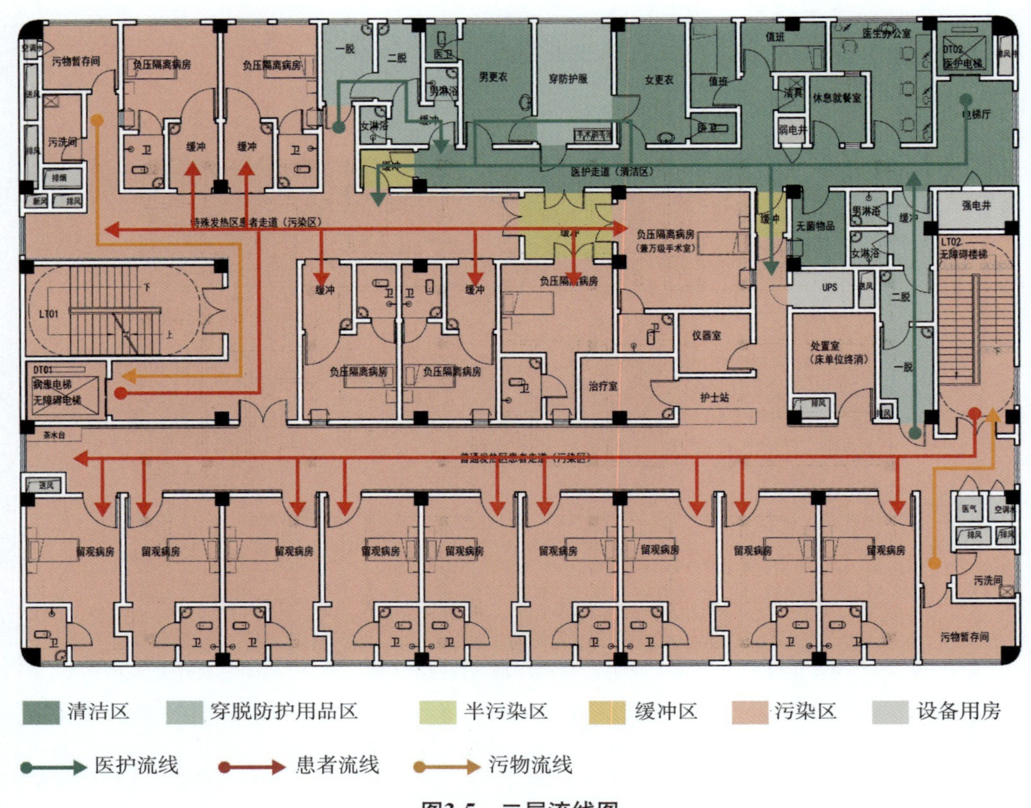

图3-5　二层流线图

（三）通风空调系统设计

本项目一、二层新排风系统按清洁区、半污染区、污染区分别设置，普通发热门诊和特殊发热门诊的污染区分别设置新风、排风系统，各分区范围详见图3-1~图3-4。

一层各区域压力梯度按如下设计：清洁区（+5Pa）→清洁区与半污染区间缓冲区（0Pa）→半污染区（-5Pa）→门诊诊室（-10Pa）→门诊卫生间及污物间（-15Pa）。

二层各区域压力梯度按如下设计：清洁区（+5Pa）→清洁区与半污染区间缓冲区（0Pa）→半污染区（-5Pa）→半污染区与病房间缓冲区（-10Pa）→病房（-15Pa）→病房卫生间及污物间（-20Pa）。

清洁区新风量按3次/h换气次数计算，半污染区、污染区新风量按6次/h换气次数计算。排风量按照压力梯度要求根据缝隙法计算。

新风机组设置粗效、中效、高中效三级过滤，排风机组入口设置净化消毒装置对排风进行处理后高出屋顶3m排放。新风入口与排风出口水平距离大于20m或排风出口高于新风入口6m。

各房间新风、排风支管上均设置电动密闭阀和定风量阀，既便于单独关闭房间新风、排风支管进行房间的清洗、消毒，也便于保持各房间的送排风量，减少调试工作量。

清洁区气流组织采用顶送顶排，半污染区和污染区气流组织采用顶送下排。

空调冷凝水系统根据清洁区、半污染区和污染区分区设置，且集中收集消毒处理后再排放。

优点：各层、各区域新排风系统、冷凝水系统均独立设置，有效避免交叉感染。

不足：通风空调风管数量较多，占用吊顶内空间较高，对于控制室内净高不利。

（四）给水排水设计

1. 冷水系统

本项目水源为院区水泵房加压给水，从院区给水加压管网引入一条DN100的加压给水管，入户前设置减压阀，减压后的压力为0.3MPa，供给本单体生活用水。

给水引入总管从清洁区处入户，入户后再分别独立给清洁区、半污染区、污染区供水，其中给半污染区和污染区的供水分支主管上设置倒流防止器。

室内生活给水管道横管安装时按0.002~0.005的坡度坡向泄水装置。

不足：单独给发热门诊楼的供水系统与院区主系统共用，采用倒流防止器防污染，没有采用独立的断流水箱供水。

2. 热水系统

走道等区域的洗手盆下设置电热厨宝，卫生间、淋浴室等设置容积式电热水器为淋浴器与洗手盆供水。

不足：生活热水系统采用电热水系统不节能，宜采用集中供应系统，本栋单独设置热水箱，采用空气源为热源。

3. 排水系统

排水管道按室内环境污染程度分为三区域排放，即清洁区、半污染区、污染区，各区域管道分别引排出管至一体化提升装置（投药）。

室内通气系统采用伸顶通气管，当排水横干管较长时，按间隔20m设置一根通气立管。

半污染区和污染区各通气立管分别汇合后，经紫外线空气消毒器消毒后再排放至大气，排出口高出屋面2m，且不应设置在新风机进风口附近。清洁区通气管同样高出屋面2m。

室外污水管线应采用无检查井密闭管道安装方式，按50m间隔设置通气立管，伸至屋顶后经紫外线空气消毒器消毒再排放至大气。

空调冷水管的排水不得与污废水管道系统直接连接，应采取间接排水的方式，排水接入室外污水系统。

污水处理：①发热门诊全部污废水应进行处理，在满足《医疗机构水污染物排放标准》（GB 18466—2005）及当地环保要求后排放，污水消毒装置靠近发热门诊设置；②污水处理流程：污废水→室外管网→一体化提升装置（自动投放次氯酸钠）→消毒罐（消毒）→化粪池→院区排水管道→医院原院区污水处理站→市政污水管网；③采用次氯酸钠消毒工艺，由污水设备间内次氯酸钠发生器产生次氯酸钠，通过管网自动投加至一体化提升装置，并在消毒罐中停留，达到消毒效果。参考有效氯投加量为50mg/L，消毒接触时间≥1.5h，余氯量>6.5mg/L（以游离氯计），肺大肠菌群<100个/L。

不足：各分区（清洁区、半污染区、污染区）排水横管均在室内独立汇集，对室内净高产生影响。可采用立管形式，各分区排水管在室外进行汇集。

4. 卫生器具及配件

洗手盆和全部污水池均采用陶瓷片密封阀芯水龙头，且不得设置盆塞；沐浴设备宜选用冷热水混合型龙头。

除病房（留观）卫生间洗手盆外，其他部位的洗手盆均采用感应式水龙头，水龙头流量不大于0.125L/s；坐便器采用两冲式水箱，且一次冲洗水量不大于5L；蹲便器采用感应式冲洗阀，且一次冲洗水量不大于5L。

卫生间、浴室等应设置地漏，护士站、治疗室、诊室、检验室、医生办公室等房间不设地漏；洗手盆处不长期排水的地漏，采用洗手盆排水给地漏补水。

第二节　清华大学附属北京清华长庚医院发热门诊

一、项目概况

项目名称：清华大学附属北京长庚医院发热门诊楼
用地面积：1080m²
建筑面积：2800m²
建筑层数：地上3层
设计时间：2020年4月
结构形式：钢筋混凝土框架结构
建成时间：2020年11月

二、建设内容

新建发热门诊楼共三层，总建筑面积2800m²；一层设发热门诊、肠道门诊及儿科发热门诊；二层设负压病房；三层设负压手术室与重症监护室等，集筛查、检验检查、留观和治疗等功能为一体，为发热患者提供闭环诊疗服务。按照三区两通道设置，全流程闭环管理，减少非必要接触，最大限地减少交叉感染的风险。

三、建筑设计

（一）项目选址与总平面布局

本项目发热门诊选址位于医院东北角独立建筑，距离周围建筑及公共场所均不小于20m，且具备设置连接市政道路独立出入口的条件。发热门诊楼南侧设置有发热门诊出入口、发热门诊抢救入口、肠道门诊出入口，并在东西两侧分别设置发热门诊及肠道门诊污物出口；北侧设置有医护出入口，儿科发热门诊出入口（图3-6）。

优点：本发热门诊项目为独立建筑，且距离周围建筑及公共场所有合理安全距离，并设置了独立的儿童发热门诊诊区及出入口，有效避免了儿童患者与成人患者的交叉感染。

不足：儿童发热门诊出入口与医护人员出入口设置在同一侧，需规划好医护人员外部流线。

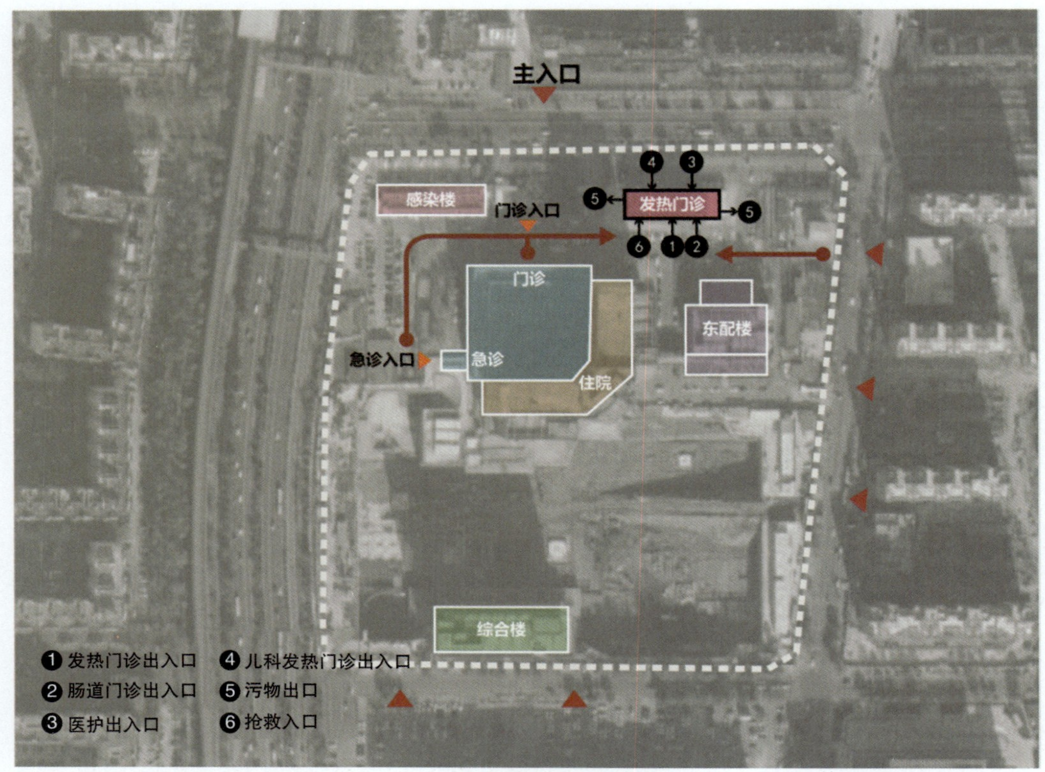

图3-6　总平面示意图

（二）建筑平面功能分区与流线

本项目一层主要功能设置有发热门诊以及肠道门诊。各自设有独立的患者出入口及污物出口，共享清洁区的医护人员办公休息用房。清洁区、污染区、缓冲区（脱卸防护用品区）分区明确，清洁区设有一台医护电梯，发热门诊污染区设有患者电梯一台，污物电梯一台（图3-7）。

发热门诊污染区用房设置有：预检台、候诊区、成人发热诊室（2间）、儿童发热诊室（1间）、诊室兼抢救室（1间）、储存室、洗消间、治疗室、处置室、输液室、CT机房、控制室、男女卫生间、无障阻卫生间、开水间、清洁间、隔离留观室（3间）、污物间、采样室、无人药房。

肠道门诊污染区用房设置有：肠道诊室（2间）、治疗室、输液室、卫生间、污物间。

污染区共享用房设置有：抽血室（分别开抽血窗口）、挂号收费室（分别开窗口）、普通检验室、PCR实验室。

发热门诊缓冲区（脱卸防护用品区）用房设置有：防护用品第一脱卸间、防护用品第二脱卸间、男更衣淋浴间、女更衣淋浴间。

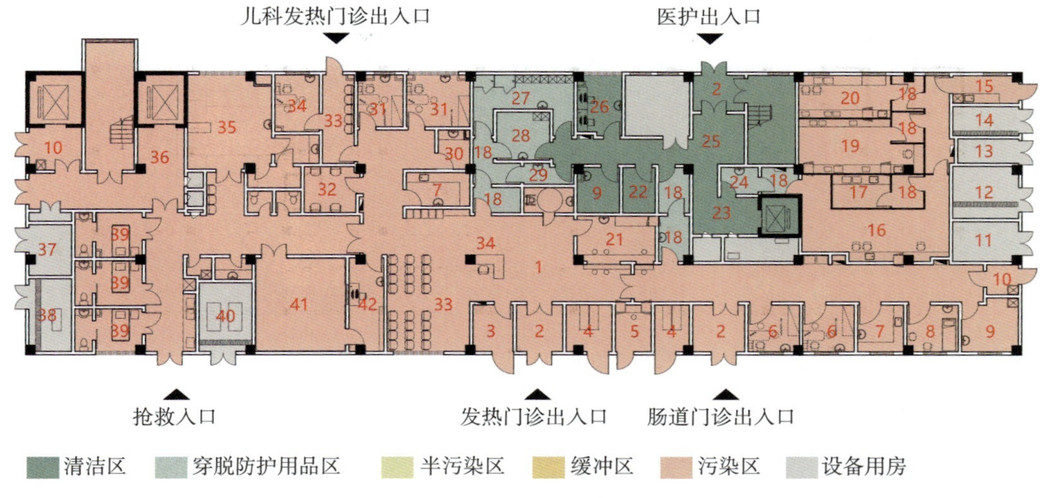

图3-7　一层平面图

1—大厅　2—门斗　3—采样　4—无人药房　5—挂号收费室　6—肠道诊室　7—治疗室　8—输液兼留观　9—卫生间　10—污物间　11—进线间　12—生活热水间　13—热力小室　14—纯水机房　15—灭菌室　16—普通检验室　17—试剂准备室　18—缓冲室　19—标本处理室　20—PCR实验室　21—抽血室　22—库房　23—医护电梯厅　24—更衣室　25—医护门厅　26—医护休息　27—女更淋　28—男更淋　29—穿衣　30—处置室　31—发热诊室　32—输液室　33—候诊　34—儿童诊室　35—诊室兼抢救室　36—患者电梯厅　37—消防值班室　38—负压机房　39—隔离留观室　40—正压机房　41—CT　42—控制室

肠道门诊缓冲区（穿脱防护用品区）用房设置有：第一缓冲间、第二缓冲间。

共享检验区缓冲区设置有：更衣室、缓冲室。

共享清洁区用房设置有：医护休息室、卫生间、库房、穿戴防护用品间。

优点：功能分区明确，儿科发热门诊与成人发热门诊分开设置，有效避免交叉感染。

不足：部分设备用房位置未充分考虑洁污关系，如消防值班室设置在负压机房与污物出口之间；纯水机房、热力小室、生活热水间、进线间、正压机房等均设置在靠污染区一侧，建议适当调整污物间的位置及出口。

本项目一层医疗流线分别设置有：成人发热患者就诊流线、儿童发热患者就诊流线、医护人员进入污染区工作流线、医护人员退出污染区工作流线、发热门诊抢救流线、发热门诊污物流线、肠道患者就诊流线、肠道诊区污物流线、检验标本流线（图3-8）。

优点：各流线相互独立不交叉，设置有独立发热患者抢救流线，节约对发热患者的抢救时间。

不足：普通检验与PCR实验室设置在肠道门诊一侧，致使发热门诊标本需要穿过肠道门诊送入检验实验区，存在发热门诊与肠道门诊交叉感染风险，建议对标本运送容器做好密闭措施；医护人员退出污染区一脱、二脱间门的开启方向应由清洁区开向污染区，并彼此错开。

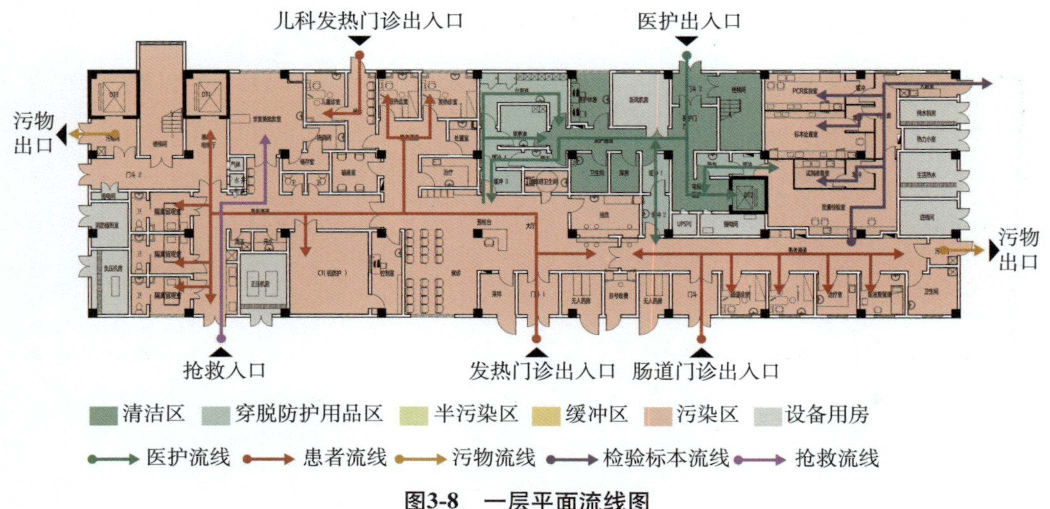

图3-8 一层平面流线图

本项目二层主要功能设置为：隔离留观室、清洁区、污染区、缓冲区（脱卸防护用品区），分区明确（图3-9）。

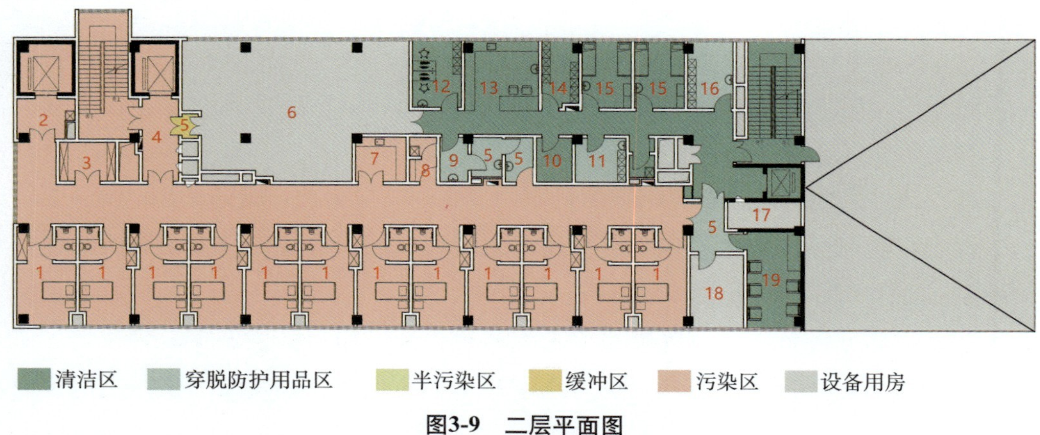

图3-9 二层平面图

1—隔离留观室 2—污物间 3—仪器室 4—患者电梯厅 5—缓冲室 6—新风机房 7—治疗准备室 8—开水间 9—穿衣室 10—弱电机房 11—男更淋 12—医护办公室 13—护士站 14—药房 15—值班室 16—女更淋 17—强电间 18—室外平台 19—休息室

发热门诊隔离留观污染区设置有：隔离留观室（12间）、仪器室、污物间兼电梯间、治疗室、开水间、清洁间。

缓冲区（脱卸防护用品区）用房设置有：防护用品第一脱卸间、防护用品第二脱卸间、穿衣室。

清洁区用房设置有：医护办公室、护士站、药房、值班室、男更衣淋浴间、女更衣淋浴间、开水间、清洁间、穿戴防护用品间。

优点：洁污分区明确，儿科发热门诊、成人发热门诊分别设置，有效避免交叉感染。

不足：缺少库房，可适当增加储存柜。

本项目二层医疗流线分别设置有：发热患者隔离留观流线、医护人员进入退出污染区工作流线、污物流线（图3-10）。

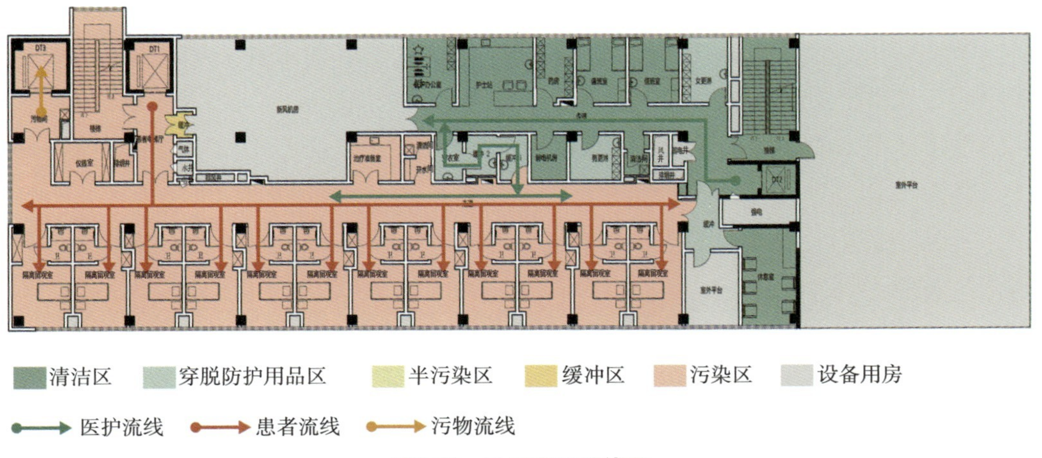

图3-10　二层平面流线图

优点：洁污流线相互独立不交叉。

不足：穿戴防护用品进入与脱防护用品退出污染区流线为同一线路，医护人员穿防护服后可通过其他路径进入污染区；医护人员退出污染区一脱二脱间门的开启方向应由清洁区开向污染区，并彼此错开。

本项目三层主要功能设置负压手术室及负压重病监护室（图3-11）。清洁区、污染区、缓冲间（脱卸防护用品区）分区明确。

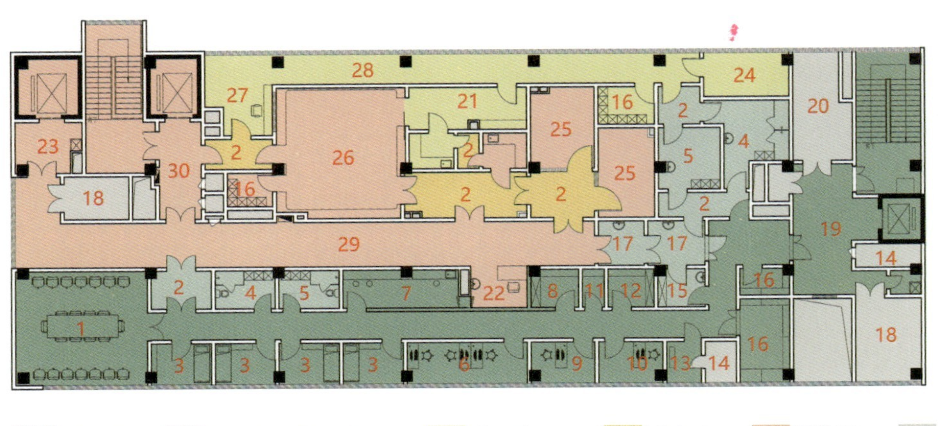

图3-11　三层平面图

1—示教室　2—缓冲　3—值班室　4—女更淋　5—男更淋　6—医护办公室　7—治疗室　8—仪器室　9—讨论室　10—主任办公室　11—开水间　12—药房　13—UPS间　14—弱电间　15—穿衣间　16—库房　17—缓冲间　18—排烟机房　19—医护电梯厅　20—补风机房　21—准备室　22—护士站　23—污物间　24—汇流排间　25—负压监护室　26—负压手术室　27—控制廊　28—医护走廊　29—患者通道　30—患者电梯厅

污染区用房设置有：负压万级手术室（1间）、洁物库、手术缓冲间、清洗间、负压监护室（2间）、负压监护室缓冲室、护士站。

缓冲区（脱卸防护用品区）用房设置有：防护用品第一脱卸间、防护用品第二脱卸间。

清洁区用房设置有：医护办公室、护士站、药房、值班室、示教室、男淋浴卫生间、女淋浴卫生间、穿戴防护用品间、开水间、治疗室、仪器室、库房。

清洁区手术前区用房设置有：换鞋更衣淋浴卫生通过区、医护通道。

优点：洁污分区明确。

不足：医护人员退出污染区脱卸防护用品用房与疏散过道合用，需注意不影响消防疏散。

本项目三层医疗流线分别设置有：发热患者手术及重症监护流线、医护人员进入退出污染区工作流线、污物流线（图3-12）。

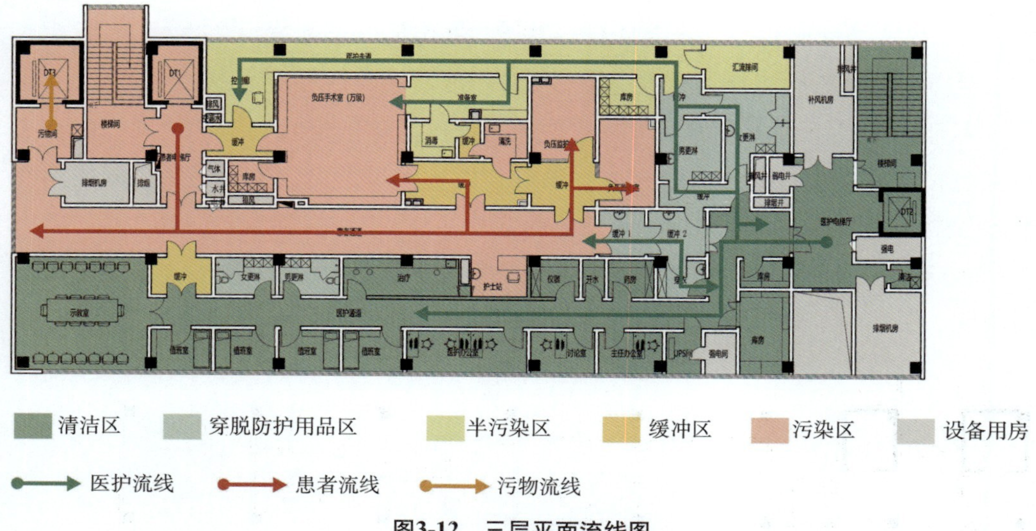

图3-12　三层平面流线图

优点：洁污流线相互独立不交叉。

不足：医护人员穿戴防护用品进入与脱防护用品退出污染区流线为同一线路；医护人员退出污染区一脱二脱间门的开启方向应由清洁区开向污染区，并彼此错开。

四、医院方建设评价

清华大学附属北京清华长庚医院发热门诊项目属于新建项目，永久建筑，建筑面积2800m^2，地上3层。设置发热门诊、肠道门诊、留观病房、负压病房、重症监护、负压手术室等功能。

首层主要为发热及肠道门诊功能，布局上分为污染区（患者污染区、医护污染区）、半污染区及清洁区。设置了患者流线、医护流线、污物流线、检验标本流线。功能上，首层设置无人药房、传递窗口等设施避免了人员的接触，设置CT室可在不出发热门诊的情况下完成筛查，确实起到了隔离的作用。

二层作为隔离留观室，布局上分为患者污染区、清洁区及半污染区。并设置了患者流线、医护流线、污物流线。设置了可视对讲及病房探视系统，可在隔离的状态下进行人员的交流。

三层设置手术室及负压监护室，分为患者污染区、清洁区及半污染区。并设置了患者流线、医护流线、污物流线。可为发热的孕妇、急症患者等提供急救空间。

总的来说，发热门诊设置防护分区，区分人、物流线，防止交叉污染，空间布局设置可满足发热门诊封闭管理要求。

第三节　乌海市人民医院感染性疾病楼（发热门诊）

一、项目概况

项目名称：乌海市人民医院感染性疾病楼（发热门诊）

用地面积：1343m^2

建筑面积：4320m^2

建筑层数：地上4层

设计时间：2021年4月

结构形式：钢筋混凝土框架结构

建成时间：建设中

二、建设内容

建设内容主要包括发热门诊、肠道门诊、感染性疾病门诊、留观室、普通病房、负压病房、危重症室及配套检查等功能。

三、建筑设计

（一）选址与总平面布局

本项目选址位于医院东南角，独立建筑，距离周围建筑及公共场所均不小于20m，具备条件设置连接市政道路的独立出入口（图3-13）。

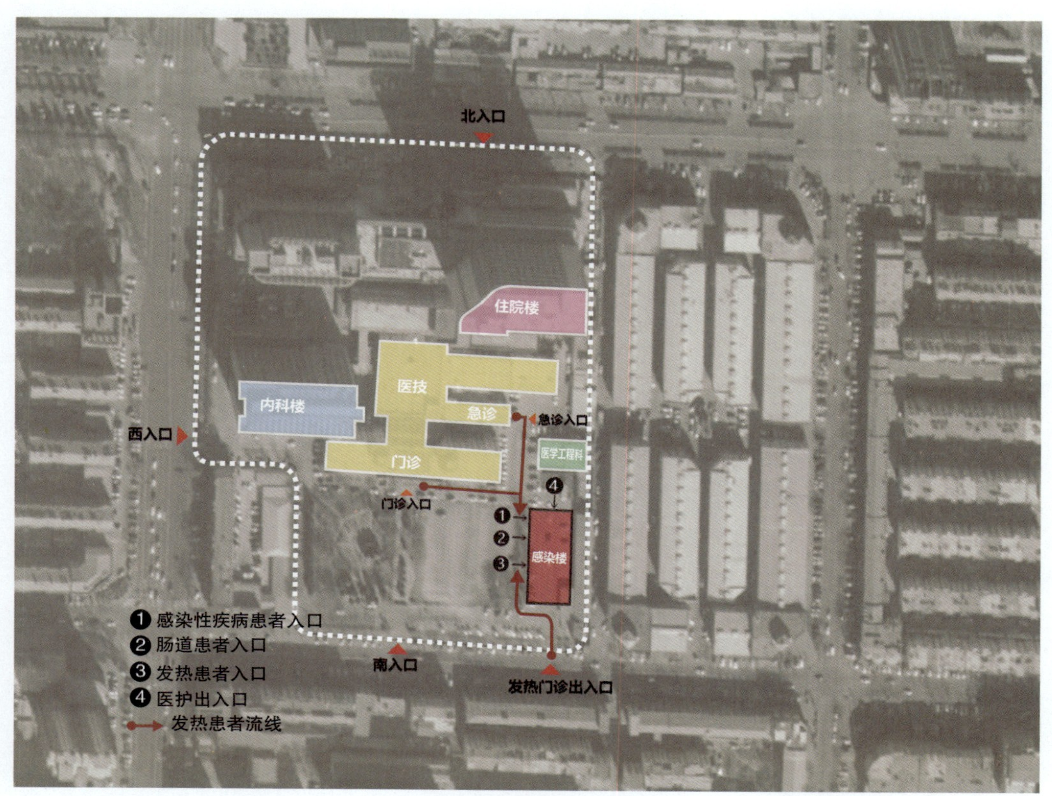

图3-13　总平面示意图

发热门诊楼西侧分别设置有发热患者入口、非感染患者出口、肠道患者入口、感染性疾病患者入口、肠道及感染性疾病污物出口，南侧设置有患者出院专用出口；医护出入口设置在北侧，发热门诊污物出口设置在东侧。

优点：本项目为院内独立建筑，且距离周围建筑及公共场所有合理安全距离，并设置了专用出院电梯及出口，有效避免了解除观察后患者与入院患者的交叉感染。

（二）建筑平面功能分区与流线

本项目一层主要功能设置有发热门诊、肠道门诊及感染性疾病门诊。各自设有独立的患者出入口及污物出口，共享清洁区的医护办公休息用房。清洁区、污染区、缓冲区（脱卸防护用品区）分区明确，清洁区设有一台医护电梯，发热门诊污染区设有患者电梯一台、污物电梯一台、出院电梯一台（图3-14）。

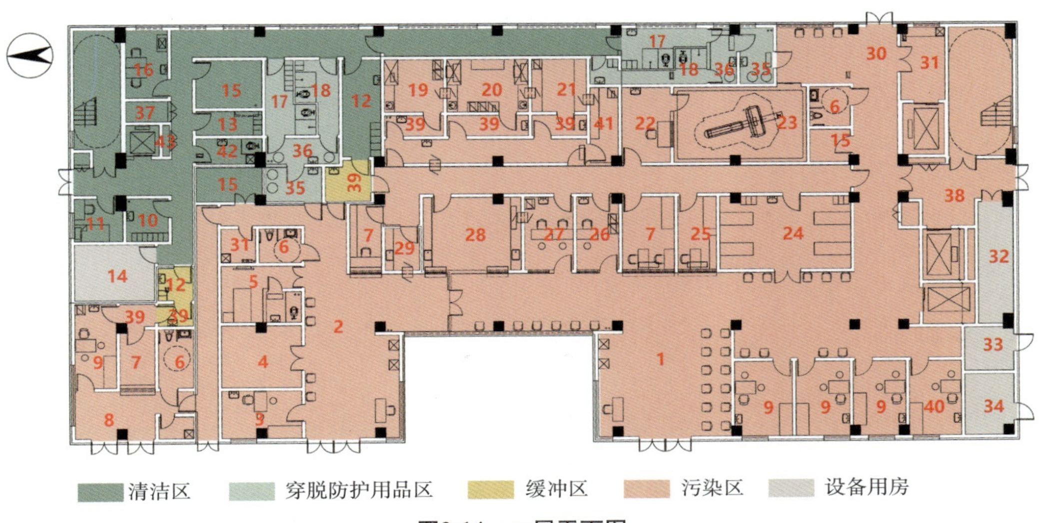

图3-14　一层平面图

1—发热门诊厅　2—肠道门诊厅　3—肠道诊室　4—输液室　5—肠道留观　6—患者卫生间　7—挂号收费室　8—感染门诊　9—诊室　10—女更衣室　11—值班　12—穿衣间　13—男更衣室　14—弱电间　15—库房　16—办公室　17—女淋浴间　18—男淋浴间　19—试剂准备室　20—样品制备室　21—基因分析/扩增　22—控制室　23—CT　24—抢救室　25—药房　26—咽拭子采集室　27—采血室　28—检验室　29—治疗室　30—污物出口　31—污洗打包　32—空调机房　33—真空机房　34—汇流排间　35—脱衣室1　36—脱衣室2　37—电气室　38—前室　39—缓冲室　40—备用诊室　41—清洗灭菌间　42—医卫室　43—水井

发热门诊污染区用房设置有：候诊区、发热诊室（2间）、抢救室（1间）、CT机房、控制室、患者卫生间、采血室、咽拭子采集室、药房、挂号收费、检验室、库房、PCR实验室。

肠道门诊污染区用房设置有：等候区、肠道诊室（1间）、输液室、观察室、患者卫生间、污洗间、开水间、治疗室、挂号收费药房。

感染性疾病科污染区用房设置有：等候区、挂号收费室、患者卫生间、污洗间。

发热门诊缓冲区（脱卸防护用品区）用房设置有：防护用品第一脱卸间、防护用品第二脱卸间、男更衣及淋浴间、女更衣及淋浴间。

肠道门诊缓冲区（脱卸防护用品区）用房设置有：防护用品第一脱卸间、防护用口第二脱卸间、男更衣室及淋浴间、女更衣室及淋浴间。

感染性疾病科缓冲区设置有：穿衣室、缓冲间。

共享清洁区用房设置有：医护办公室、卫生间、库房、值班室、男女更衣室、穿戴防护用品间。

优点：功能分区明确，有考虑专用出院电梯及通道。

不足：汇流排间宜放置在清洁区，不应与真空机房一起放置在污染区，建议调整汇流排间位置至清洁区。

本项目一层医疗流线分别设置有：发热患者就诊流线、肠道患者就诊流线、感染性疾病患者就诊流线、医护人员进入污染区工作流线、医护人员退出污染工作区流线、患者出院流线（图3-15）。

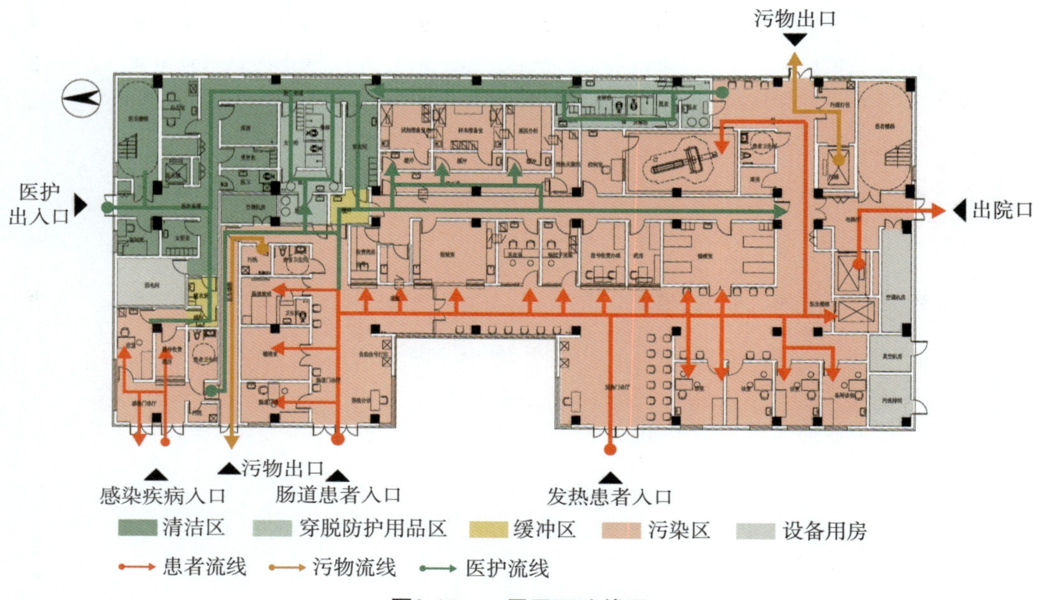

图3-15　一层平面流线图

优点：各流线相互独立，设置有独立出院流线，避免入院与出院患者的交叉感染。

不足：发热门诊区域缺少独立的污洗间，建议将发热门诊患者卫生间旁库房调整为污洗间。污梯可以尽量直接对外开门，以防止二、三、四层确诊患者污物对一层形成交叉感染。

本项目二层主要功能为发热门诊留观室（图3-16）。

污染区用房设置有：留观室（14间）、污洗间。

缓冲区（脱卸防护用品区）用房设置有：防护用品第一脱卸间、防护用品第二脱卸间、淋浴室、缓冲间。

半污染区用房设置有：治疗室、配餐间、护士站、护理过道。

清洁区用房设置有：医护办公室、值班室、卫生间、穿戴防护用品间。

优点：洁污分区明确。

不足：缺少辅助用房，如库房、处置室、清洁间等；配餐间、护士站等区域面积均较小，可适当减少留观用房数量，增加辅助功能用房。

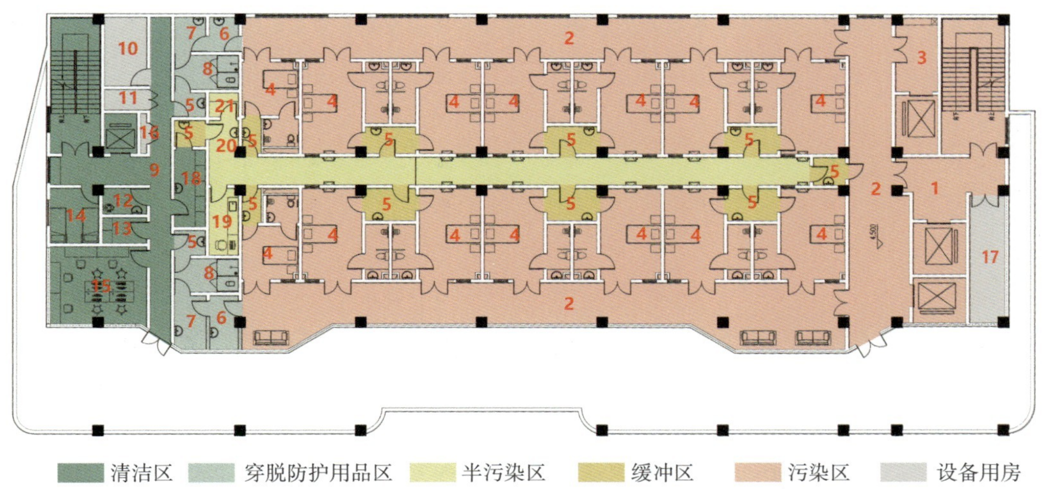

图3-16　二层平面图

1—合用前室　2—患者走道　3—污洗打包间　4—留观室　5—缓冲室　6—脱衣室1　7—脱衣室2　8—淋浴间　9—医护走道　10—空调机房　11—电气间　12—医卫室　13—库房　14—值班室　15—医护办公室　16—水井　17—空调机房　18—穿衣间　19—治疗间　20—护士站　21—配餐间

本项目二层医疗流线分别设置有：发热患者隔离留观流线、医护人员进入退出污染区工作流线、隔离观察污物流线（图3-17）。

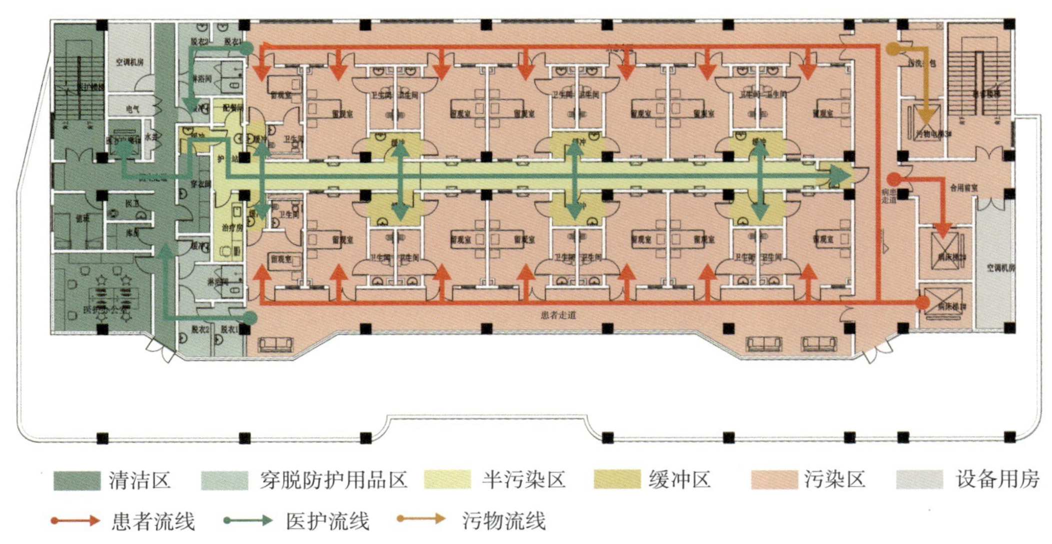

图3-17　二层平面流线图

优点：洁污流线相互独立不交叉。

不足：医护人员退出污染区一脱二脱间门的开启方向应由清洁区开向污染区，并彼此错开。

本项目三层主要功能为呼吸病房（图3-18）。

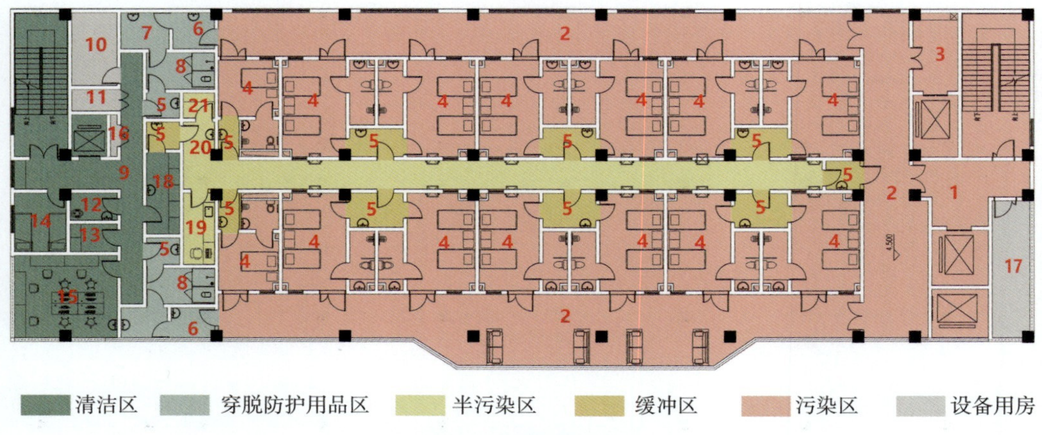

图3-18　三层平面图

1—合用前室　2—患者走道　3—污洗打包　4—呼吸病房　5—缓冲室　6—脱衣室1　7—脱衣室2　8—淋浴室　9—医护走道　10—空调机房　11—电气间　12—医卫室　13—库房　14—值班室　15—医护办公室　16—水井　17—空调机房　18—穿衣间　19—治疗间　20—护士站　21—配餐间

污染区用房设置有：呼吸病房（14间）、污洗间。

缓冲区（脱卸防护用品区）用房设置有：防护用品第一脱卸间、防护用品第二脱卸间、淋浴室、缓冲室。

半污染区用房设置有：治疗室、配餐间、护士站、医护走道。

清洁区用房设置有：医护办公室、值班室、卫生间、穿戴防护用品间等。

优点：洁污分区明确。

不足：缺少辅助用房，如处置室、清洁间等；配餐、护士站等区域面积均较小，可考虑减少病房，配置好必要的辅助用房。

本项目三层医疗流线分别设置有：呼吸患者住院流线、医护人员进入退出污染区工作流线、污物流线（图3-19）。

优点：洁污流线相互独立不交叉。

不足：医护人员退出污染区一脱二脱间门的开启方向应由清洁区开向污染区，并彼此错开。

本项目四层主要功能为负压隔离病房及负压重症监护室（图3-20）。

污染区设置有：负压隔离病房（5间）、ICU（10床）、胸腔镜室、护士站。

半污染区用房设置有：治疗室、配餐间、护士站、护理过道、器械库。

清洁区用房设置有：医护办公室、值班室、卫生间。

本项目四层医疗流线分别设置有：发热患者住院流线、医护人员进入退出污染区工作流线、污物流线（图3-21）。

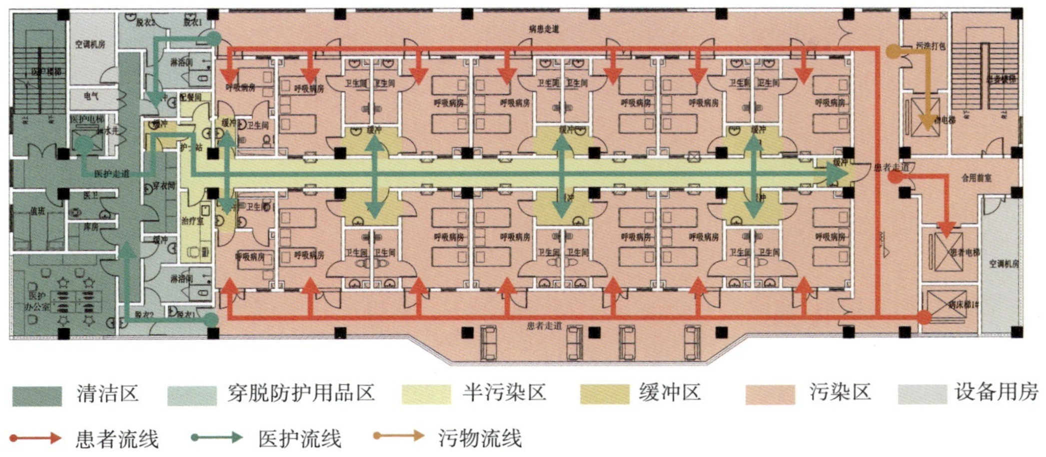

图3-19 三层平面流线图

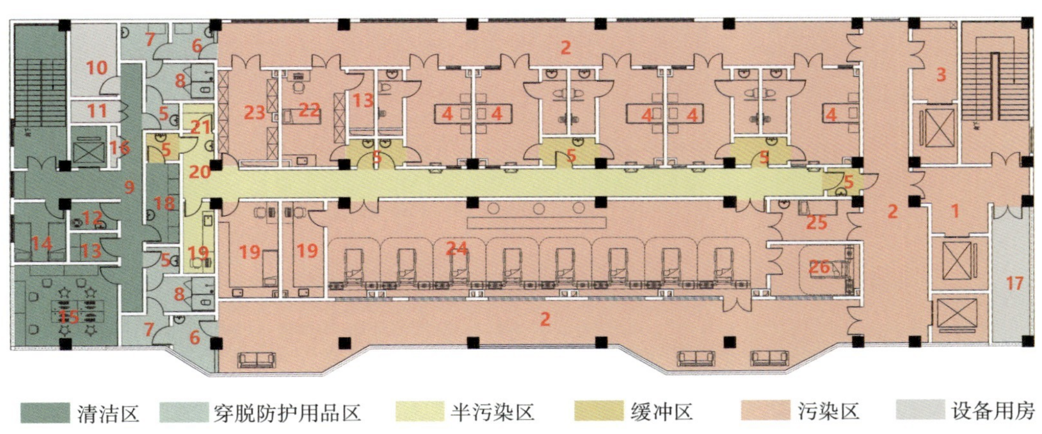

图3-20 四层平面图

1—合用前室 2—患者走道 3—污洗打包间 4—负压病房 5—缓冲室 6—脱衣室1 7—脱衣室2 8—淋浴间 9—医护走道 10—空调机房 11—电气间 12—医卫室 13—库房 14—值班室 15—医护办公室 16—水井 17—空调机房 18—穿衣间 19—治疗间 20—护士站 21—配餐间 22—胸腔镜功能室 23—器械库 24—ICU重症监护室 25—换床/缓冲室 26—单间ICU室

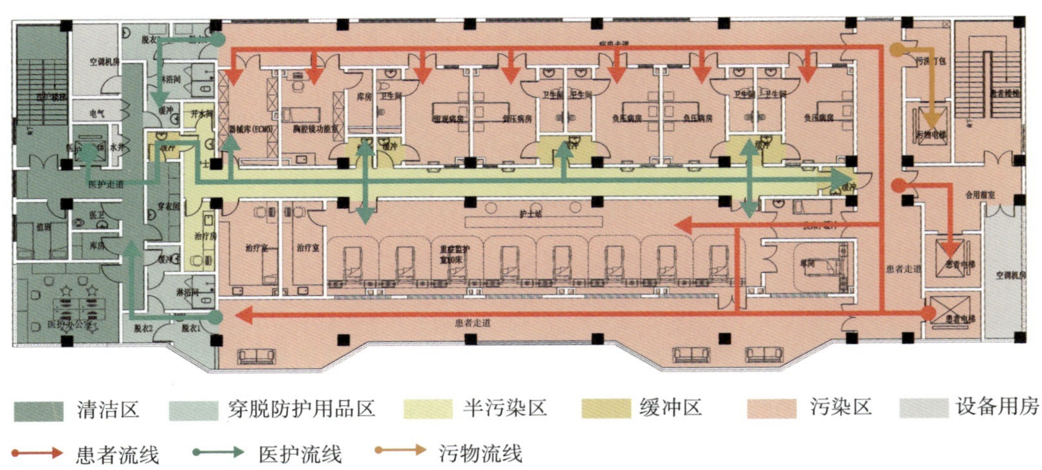

图3-21 四层平面流线图

优点：洁污流线相互独立不交叉。

不足：入院和出院电梯如果与二、三层患者合用，相互之间将交叉感染；医护人员退出污染区一脱二脱间门的开启方向应由清洁区开向污染区，并彼此错开。

四、医院方建设评价

乌海市人民医院感染性疾病科（发热门诊）项目属于新建发热门诊项目，建筑面积4320m^2，地上4层。设置发热门诊、肠道门诊、感染疾病科、留观室、普通病房、负压病房、危重症及配套检查附属设施。

首层主要为发热门诊、肠道门诊、感染门诊功能，采用“三区两通道”布局，功能分区划分为污染区、半污染区及清洁区，设置了患者流线、医护进入和退出流线、污物流线，功能上设置检验科、PCR实验室、CT室，患者可在不出发热门诊区域的情况下完成所有筛查，实现了闭环管理。

二层功能为留观室，布局上分为清洁区、半污染区和污染区。并设置了患者流线、医护进入和退出流线、污物流线。设置了可视对讲系统，患者可在隔离的状态下与医护人员进行交流。

三层设置呼吸科病区，满足疫情确诊患者的救治和平时呼吸科病人的救治，布局上分为污染区、清洁区及半污染区。设置了患者流线、医护进入和退出流线、污物流线。设置了可视对讲系统，患者可在隔离的状态下与医护人员进行交流。

四层设置重症监护室、负压病房、胸腔镜功能室、ECMO等，满足重症患者的抢救要求。分为患者污染区、清洁区及半污染区。设置了患者流线、医护进入和退出流线、污物流线。设置了可视对讲系统，患者可在隔离的状态下与医护人员进行交流。

总体来说，发热门诊设置遵循了“平疫结合，快速转换”的原则，功能分区明确，洁污流线清晰，管理便捷有效，满足国家对发热门诊建设的相关要求。

第四节　长沙市公共卫生救治中心应急发热门诊楼

一、项目概况

项目名称：长沙市公共卫生救治中心（应急发热门诊楼）

用地面积：1080m²
建筑面积：4720m²
建筑层数：地上4层
设计时间：2021年10月
结构形式：钢筋混凝土框架结构
建成时间：2024年1月

二、建设内容

本项目建设内容主要包括发热门诊、负压隔离病房，手术室等功能。

三、建筑设计

（一）选址与总平面布局

本项目选址位于医院东侧，独立建筑，距离周围建筑及公共场所均不小于20m，设置连接市政道路的独立通道（图3-22）。

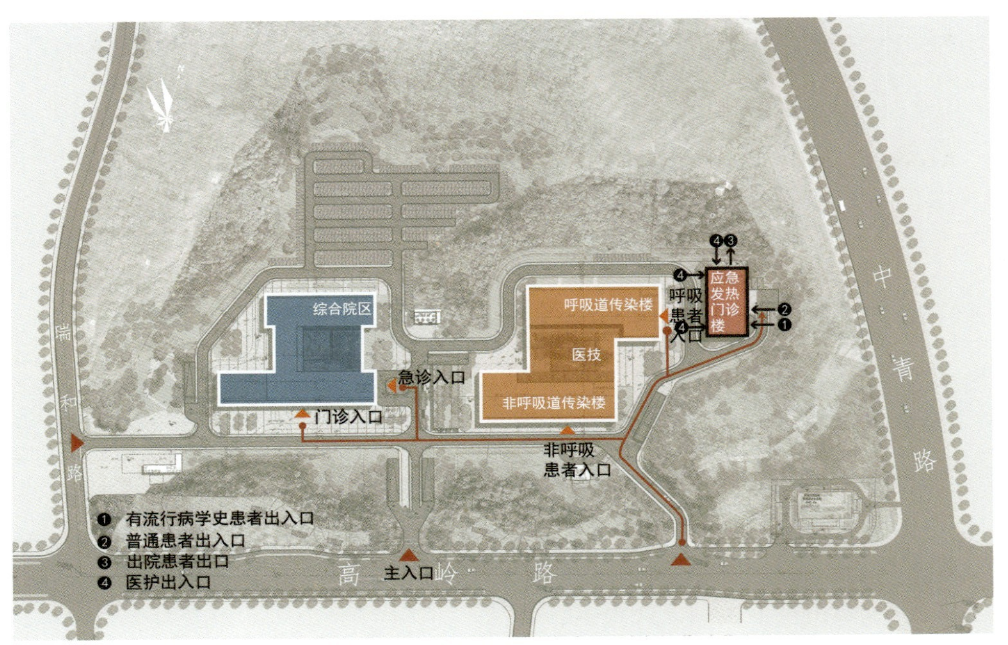

图3-22　总平面示意图

发热门诊楼东侧分别设置有普通发热患者出入口、有流行病史发热患者出入口；北面设置有医护出入口、出院专用出口。

优点：本项目为院内独立建筑，且距离周围建筑及公共场所有合理安全距离，并设置了专用出院电梯及出口，有效避免了愈后患者与入院患者的交叉感染。

（二）建筑平面功能分区与流线

本项目一层主要功能为发热门诊，设置有普通发热门诊、有流行病史发热门诊、医护办公生活区；各区设有独立的出入口及污物出口。清洁区、污染区、缓冲区（脱卸防护用品区）分区明确，清洁区设有一台医护电梯，发热门诊污染区设有患者电梯一台，污物电梯一台，半污染区设有出院电梯一台（图3-23）。

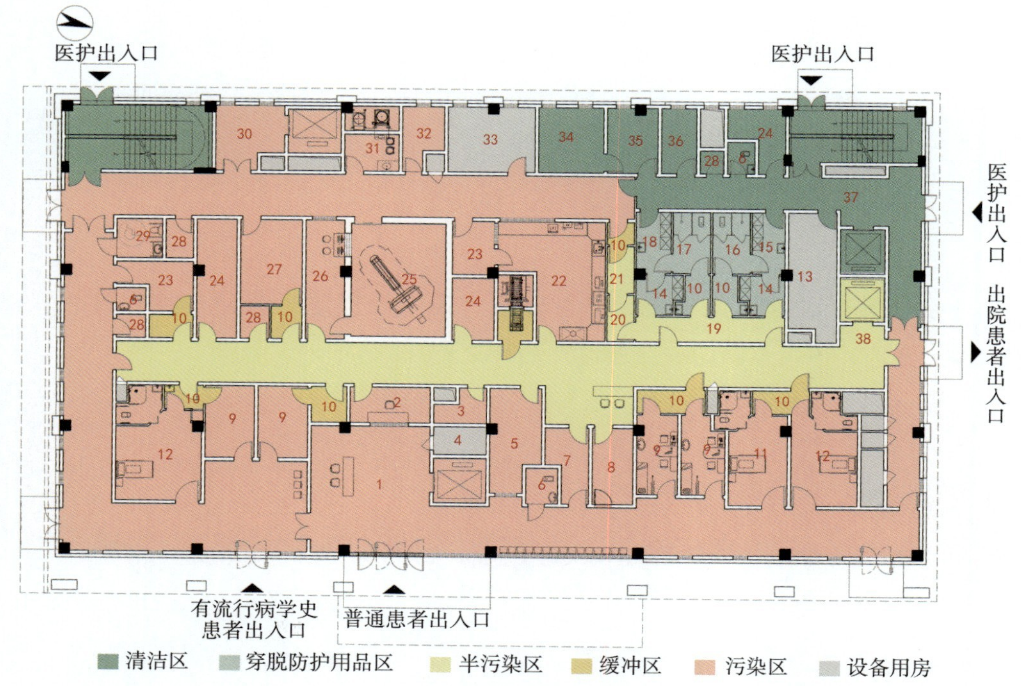

图3-23　一层平面图

1—大厅　2—挂号收费室　3—保洁间　4—弱电　5—药房　6—卫生间　7—处置室　8—治疗室　9—诊室　10—缓冲室　11—抢救室　12—留观室　13—清洁区兼半污染区新风机房　14—穿防护服室　15—女更衣室　16—女淋浴间　17—男淋浴间　18—男更衣室　19—过渡区　20—二脱　21—一脱　22—检验室　23—采血取样室　24—库房　25—CT室　26—控制室　27—B超、心电图室　28—保洁间　29—无障碍卫生间　30—污物电梯厅　31—污物投送室　32—污洗间　33—污物区新风机房　34—UPS间　35—医生办公室　36—护士办公室　37—医护门厅　38—患者出院电梯厅

普通发热门诊污染区用房设置有：候诊区、护士站、发热诊室（2间）、留观室（2间）、药房、卫生间、处置室。

有流行病史发热门诊污染区用房设置有：候诊区、发热诊室（2间）、留观室（2间）、药房、卫生间、采样室、采血室、卫生间。

共用污染区用房设置有：保洁间、心电图室、B超室、CT室、采血室、咽拭子采样室、检验室、污洗间、污物间。

半污染区用房设置有：医护走道、保洁间。

缓冲区（脱卸防护用品区）用房设置有：防护用品第一脱卸间、防护用品第二脱卸间、男更衣淋浴间、女更衣淋浴间、缓冲室。

清洁区用房设置有：医护办公室、清洁库房、穿戴防护用品间。

优点：有流行病史发热门诊区与普通发热门诊区分区域设置有利于院感控制；设置有专用出院电梯及出口。

不足：清洁区未设置值班室，可利用楼上值班用房。

本项目一层医疗流线分别设置有：有流行病史发热患者就诊流线、普通发热患者就诊流线、医护人员进入污染区工作流线、医护人员退出污染工作区流线、患者出院流线（图3-24）。

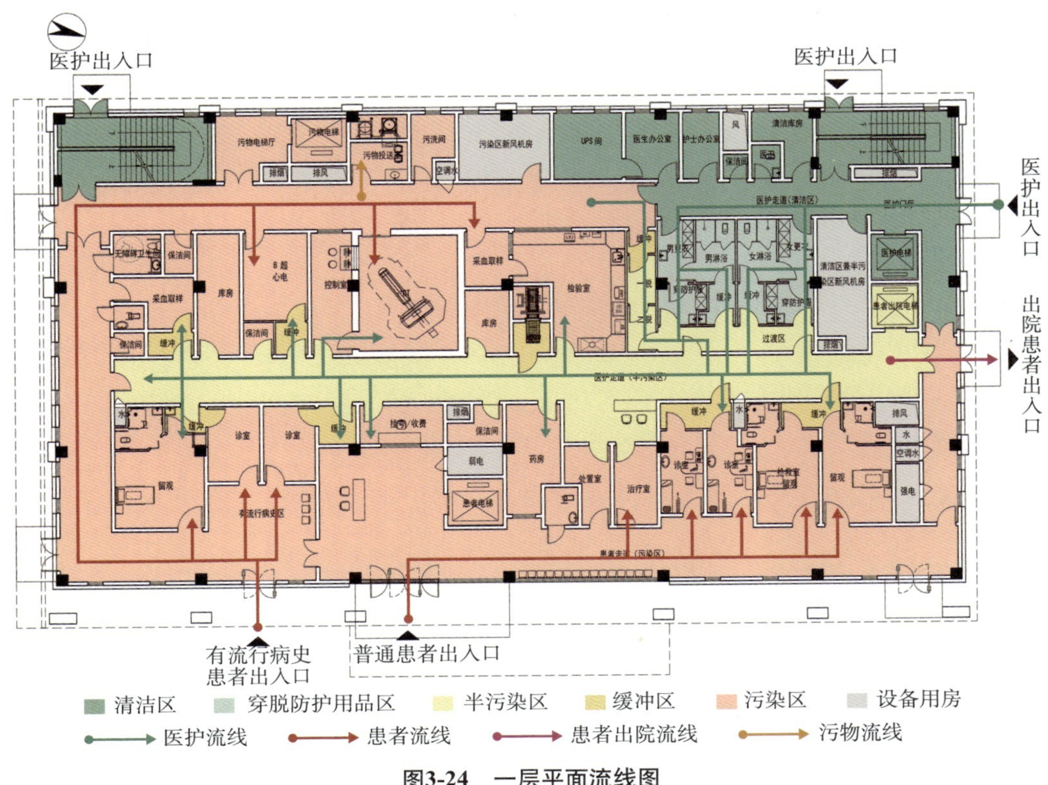

图3-24　一层平面流线图

优点：各流线相互独立，设置有独立出院流线，避免入院与出院患者的交叉感染。

不足：普通发热门诊患者检查流线如果避免穿过有流行病史发热门诊区，需经过室外进入检查区，建议规划好不同患者动线；半污染区进检验室未设置缓冲间；医护人员退出污染区一脱二脱间门的开启方向应由清洁区开向污染区，并彼此错开。

本项目二层主要功能为留观病房（图3-25）。

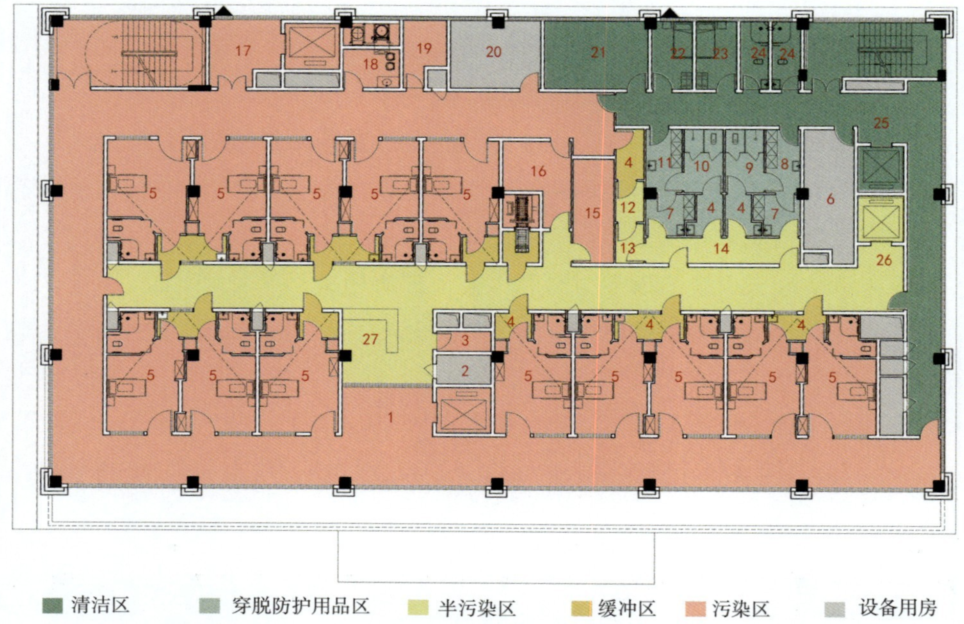

图3-25　二层平面图

1—患者电梯厅　2—弱电间　3—保洁间　4—缓冲间　5—负压隔离病房　6—清洁区兼半污染区新风机房　7—穿防护服室　8—女更衣室　9—女淋浴室　10—男淋浴室　11—男更衣室　12—一脱室　13—二脱室　14—过渡区　15—治疗准备室　16—处置室　17—污物电梯厅　18—污物投送室　19—污洗间　20—污染区新风机房　21—医生办公室　22—女更衣值班室　23—男更衣值班室　24—卫生间　25—医护电梯厅　26—患者出院电梯厅　27—护士站

污染区用房设置有：留观病房（负压隔离病房）（13间）、污洗间、污物间、处置室。

缓冲区（穿脱防护用品区）用房设置有：穿防护用品间、防护用品第一脱卸间、防护用品第二脱卸间、淋浴室、缓冲间。

半污染区用房设置有：护士站、治疗室、配餐间、护理过道。

清洁区用房设置有：医护办公室、示教室、值班室、卫生间、清洁库、穿戴防护用品间等。

优点：洁污分区明确。

本项目二层医疗流线分别设置有：发热患者隔离留观流线、医护人员进入退出污染区工作流线、隔离观察污物流线、患者出院流线（图3-26）。

优点：洁污流线相互独立不交叉；设置了独立出院流线。

不足：医护人员退出污染区一脱二脱间门的开启方向应由清洁区开向污染区，并彼此错开。

本项目三层主要功能为负压病房、手术室（图3-27）。

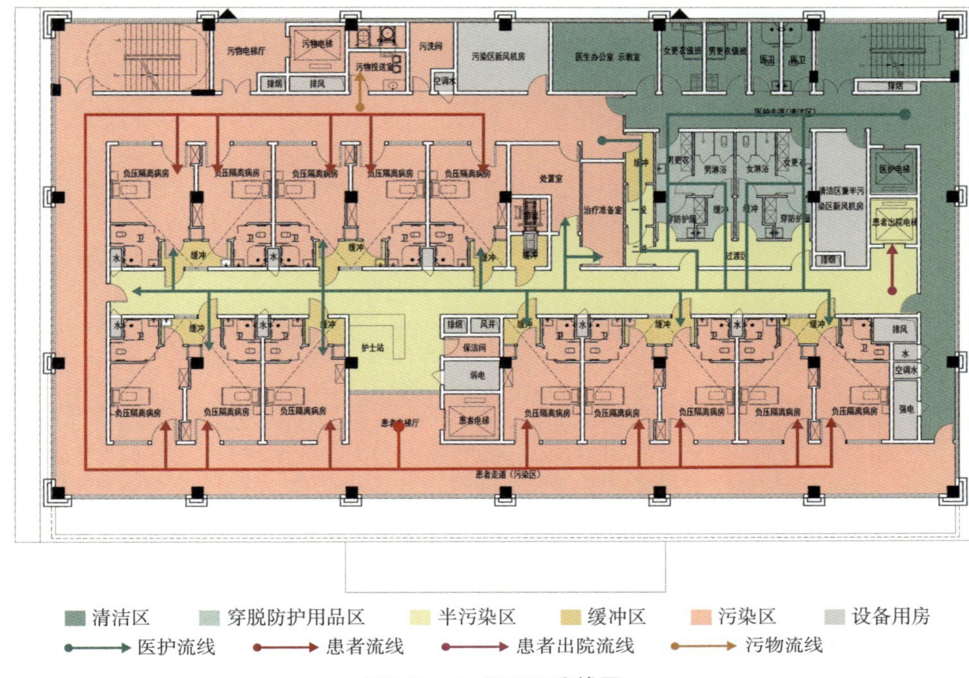

图3-26　二层平面流线图

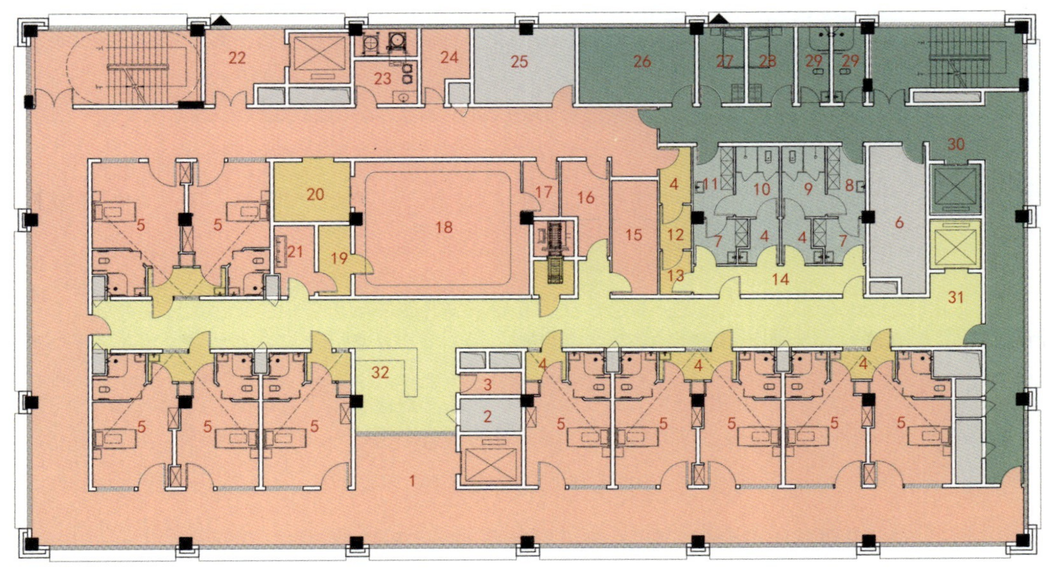

图3-27　三层平面图

1—患者电梯厅　2—弱电间　3—保洁间　4—缓冲间　5—负压隔离病房　6—清洁区兼半污染区新风机房　7—穿防护服室　8—女更衣室　9—女淋浴室　10—男淋浴室　11—男更衣室　12—一脱室　13—二脱室　14—过渡区　15—治疗准备室　16—处置室　17—脱手术罩衣　18—万级负压隔离手术室　19—缓冲后室　20—缓冲前室　21—手术刷手池　22—污物电梯厅　23—污物投送室　24—污洗间　25—污染区新风机房　26—医生办公室、示教室　27—女更衣值班室　28—男更衣值班室　29—卫生间　30—医护室电梯厅　31—患者出院电梯厅　32—护士站污染区用房设置有：负压病房（10间）、污洗间、污物间、处置室、手术室。

缓冲区（脱卸防护用品区）用房设置有：防护用品第一脱卸间、防护用品第二脱卸间、淋浴室、缓冲间。

半污染区用房设置有：护士站、治疗室、配餐间、护理过道。

清洁区用房设置有：医护办公室、示教室、值班室、卫生间、清洁库、穿戴防护用品间等。

优点：洁污分区明确。

不足：手术室缺少清洁库，建议在清洁区增加库房或手术间增设储存柜。

本项目三层医疗流线分别设置有：发热患者入院流线、医护人员进入退出污染区工作流线、污物流线、病患出院流线（图3-28）。

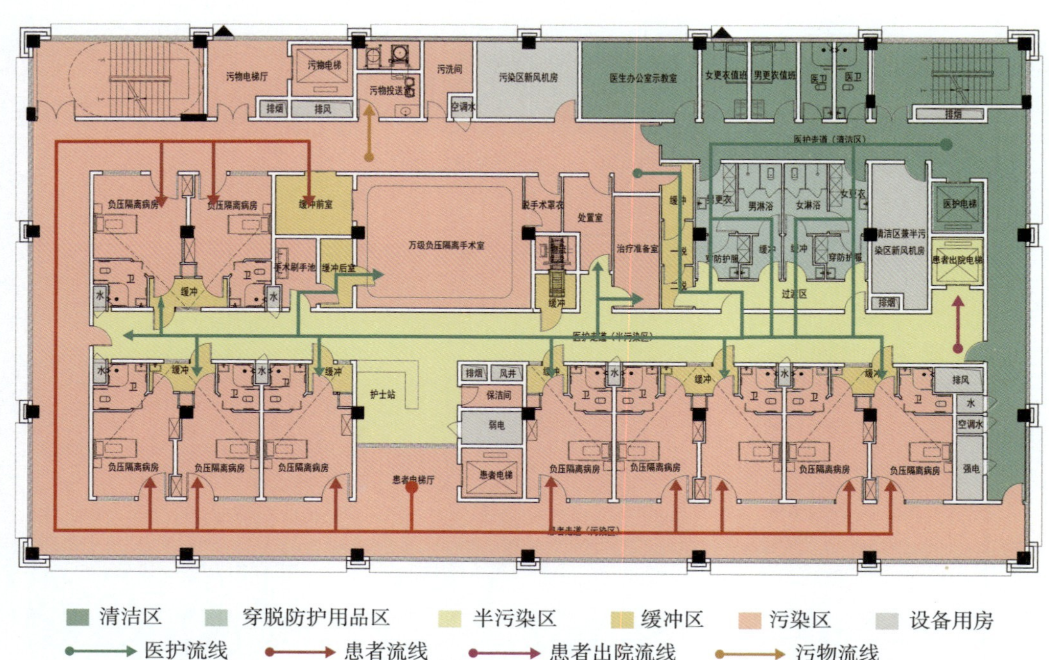

图3-28　三层流线图

优点：洁污流线相互独立不交叉；设置了独立出院流线。

不足：手术室未设置污物路线或处置室；医护人员退出污染区一脱二脱间门的开启方向应由清洁区开向污染区，并彼此错开。

本项目四层主要功能为医护休息区（图3-29）。

清洁区用房设置有：医护休息室（21间）、库房、洗衣室、保洁间。

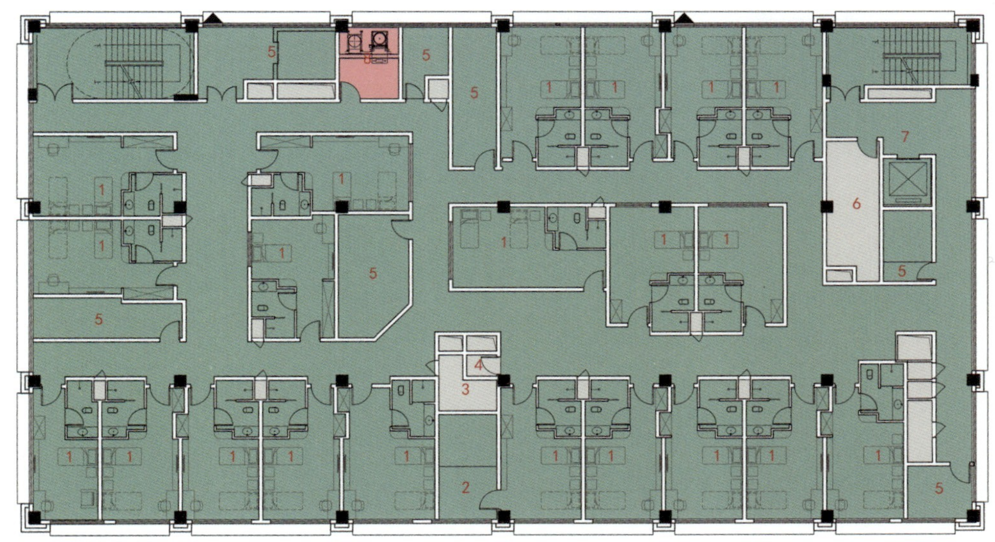

图3-29 四层平面图

1—医护休息室 2—阳台 3—弱电间 4—保洁间 5—库房 6—新风机房 7—医护人员电梯厅 8—污物投送室

不足：根据《发热门诊设置管理规范》《新冠肺炎定点救治医院设置管理规范》的规定，定点医院工作人员不得在定点医院内安排驻地，建议四层作为医护人员工作期间值班办公用房。

本项目四层为清洁区，主要流线为医护休息流线（图3-30）。

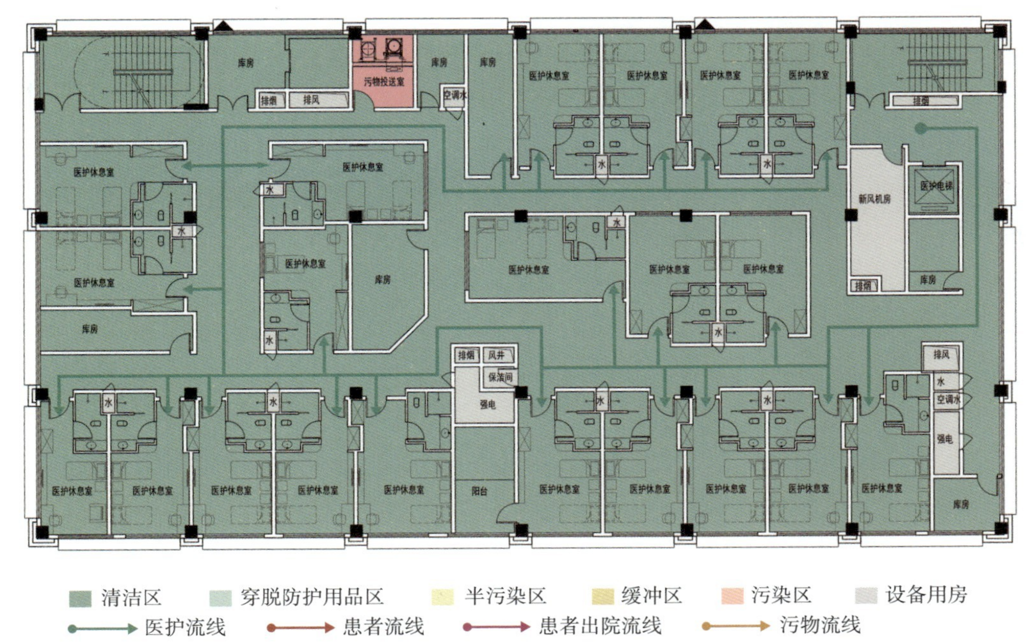

图3-30 四层平面流线图

（三）通风空调系统设计

本项目新排风系统按清洁区、半污染区、污染区分别设置，各分区范围详见建筑分区及流线示意图。

一层各区域压力梯度按如下设计：清洁区（+5Pa）→清洁区与半污染区间缓冲区（0Pa）→半污染区（-5Pa）→半污染区与污染区间缓冲区（-10Pa）→门诊诊室及留观病房（-15Pa）→门诊卫生间及污物间（-20Pa）。

二、三层各区域压力梯度按如下设计：清洁区（+5Pa）→清洁区与半污染区间缓冲区（0Pa）→半污染区（-5Pa）→半污染区与病房间缓冲区（-10Pa）→病房（-15Pa）→病房卫生间及污物间（-20Pa）。

四层整层为医护休息清洁区，压力按+5Pa考虑，新风量按3次/h换气次数计算。

一层至三层清洁区新风量按3次/h换气次数计算，一层半污染区、污染区新风量按6次/h计算，二、三层半污染区及患者走道新风量按6次/h计算，负压隔离病房新风量按12次/h计算。排风量按照压力梯度要求根据缝隙法计算。

新风机组设置粗效、中效、高中效三级过滤，排风机组入口设置净化消毒装置对排风进行处理后高出屋顶3m排放。新风入口与排风出口水平距离大于20m或排风口高于新风口6m。

各房间新排风支管上设置电动密闭阀和对开多叶调节阀，便于单独关闭房间新、排风支管进行房间的清洗、消毒。

清洁区气流组织采用顶送顶排，半污染区和污染区气流组织采用顶送下排。

空调冷凝水系统根据清洁区、半污染区和污染区分区设置，且集中收集消毒处理后再排放。

优点：各层、各区域新排风系统、冷凝水系统均独立设置，有效避免交叉感染。

不足：通风空调风管数量较多，占用吊顶空间较高，对于控制室内净高不利。

（四）给水排水设计

1. 冷水系统

本项目水源为院区市政给水管，从院区DN200市政环管上引入一条DN100的给水管，入户前设置水表及倒流防止器，给屋顶生活水箱补水。

屋顶独立设置生活水箱及变频水泵组，加压供一层至四层生活用水，给水立管设置在清洁区，从立管上分支分别独立给清洁区、半污染区、污染区供水，其中给半污染区和污染区的供水分支主管上设置倒流防止器。

室内生活给水管道横管安装时按0.002~0.005的坡度坡向泄水装置。

不足：三层及四层水井在洁净区，但一层及二层水井在污染区。

2. 热水系统

采用空气源热泵为热源，在屋顶设置储热水箱及变频热水泵组单独给发热门诊楼提供热水。

3. 排水系统

排水管道按室内环境污染程度分为三区域排放，即清洁区、半污染区、污染区，各区域排水管道均单独设置，在室外分别设置排水管汇集。

室内通气系统采用伸顶通气管，当排水横干管较长时，按间隔20m设置一根通气立管。

半污染区和污染区各通气立管在屋顶设置高效过滤器，消毒后再排放大气，排出口高出屋面2m，且不应设置在新风机进风口附近。清洁区通气管同样高出屋面2m。

室外污水管线应采用无检查井设清扫口的密闭管道安装方式，按50m间隔设置通气立管，伸至屋顶后经高效过滤器消毒再排放大气。

空调冷凝水管的排水不得与污废水管道系统直接连接，应采取间接排水的方式，排水经室外水封井后再与污水系统相连。

污水处理：各分区（清洁区、半污染区、污染区）排水单独经预消毒池处理后再汇集进入化粪池，最后进入院区内污水处理站集中处理，达标后再排放市政污水管网。

第五节　北京大学国际医院感染楼

一、项目概况

项目名称：北京大学国际医院感染楼（发热门诊）

用地面积：2024m^2

建筑面积：地上6240m^2

建筑层数：地上3层、地下1层
设计时间：2005年
结构形式：钢筋混凝土框架结构
建成时间：2014年

二、建设内容

本项目主要包括呼吸道疾病科/发热门诊及病房、消化道（肝炎）疾病科门诊及病房，肠道门诊手术室等功能。

三、建筑设计

（一）选址与总平面布局

本项目选址位于医院北侧，独立建筑，距离周围建筑及公共场所均不小于20m，设置有连接市政道路的独立通道（图3-31）。

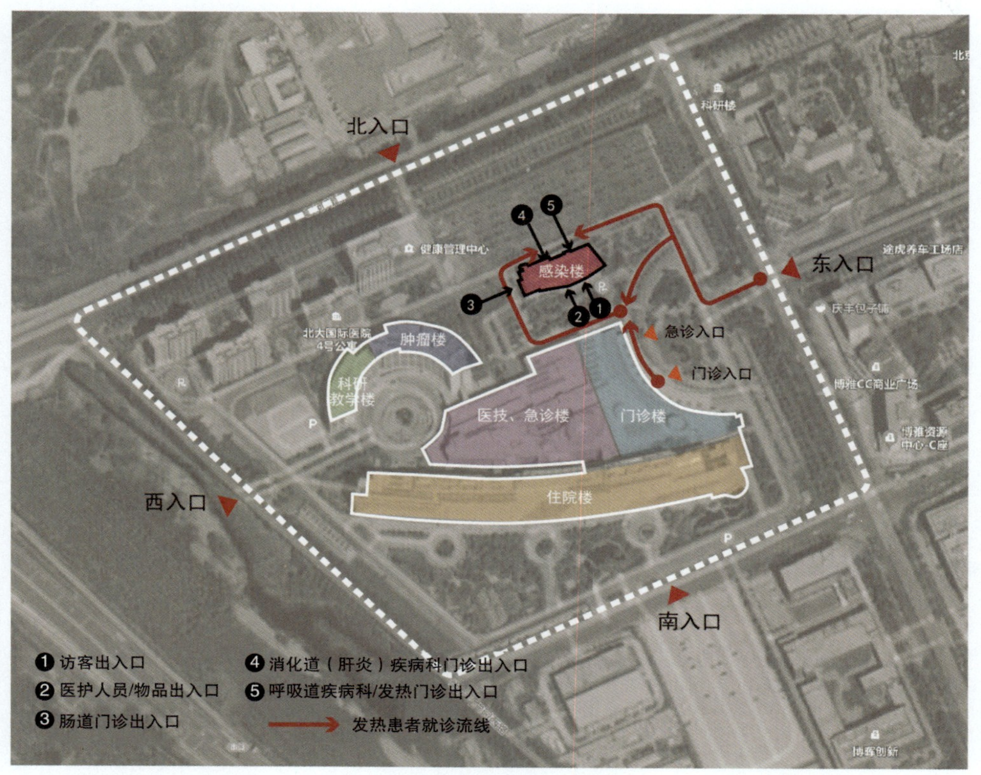

图3-31　总平面示意图

发热门诊楼北侧设置有呼吸道疾病科/发热门诊出入口、消化道（肝炎）疾病科门诊出入口；西侧设置有肠道门诊出入口、污物出口；南侧设置有医护人员及访客出入口；发热门诊污物出口设置在东侧；东西两侧各设置一台出入院电梯。

优点：本项目为院内独立建筑，且距离周围建筑及公共场所有合理安全距离，呼吸道疾病科/发热门诊与其他传染性疾病科分别单独设置出入院电梯。

（二）建筑平面功能分区与流线

本项目一层主要功能为呼吸道疾病科/发热门诊、消化道（肝炎）疾病科门诊、肠道门诊、医护办公生活区；呼吸道疾病科/发热门诊与消化道（肝炎）疾病科门诊、肠道门诊各自设有独立的患者出入口及污物出口。清洁区、污染区分区明确，清洁区设有一台医护电梯及一台访客电梯（图3-32）。

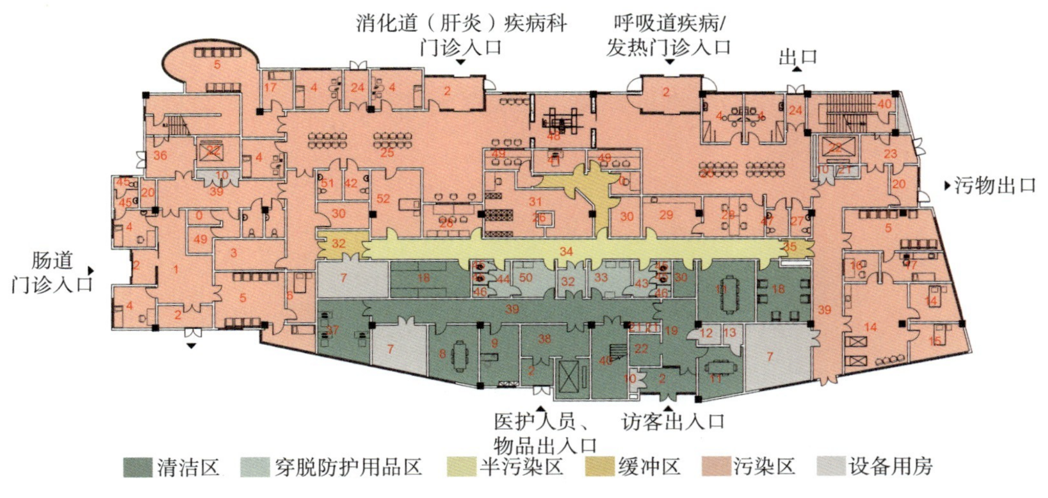

图3-32　一层平面图

0—领药　1—肠道门诊　2—除风室　3—抽血窗口检验科　4—诊室　5—输液室　6—抢救留观室　7—空调机房　8—用餐休息室　9—主任办公室　10—水井　11—示教室　12—强电间　13—弱电间　14—留观室　15—抢救室　16—护士站　17—治疗室　18—休息室　19—访客电梯厅　20—污物间　21—风井　22—电梯　23—患者电梯厅　24—隔离室　25—门诊等候（污染区）　26—送药电梯　27—卫生间　28—采血室　29—化验室　30—库房　31—药房　32—前室　33—女更衣室　34—半污染区　35—缓冲室　36—病床电梯厅　37—医师办公室　38—医护电梯　39—走道　40—楼梯　41—控制室　42—男卫生间　43—女浴卫　44—男浴卫　45—卫生间　46—淋浴室　47—残障人卫生间　48—X射线检查室　49—挂号/收费室　50—男更衣室　51—女卫生间　52—B超室

呼吸道疾病科/发热门诊污染区用房设置有：候诊区、发热诊室（2间）、挂号收费室、药房、采血室、检验室、隔离室（1间）、残障人卫生间、普通卫生间、污物间、输液室、护士站、治疗室、留观室、抢救室、X射线检查室（共用）。

消化道（肝炎）疾病科门诊污染区用房设置有：候诊区、发热诊室（3间）、留观室（2间）、挂号收费室、药房、B超室、男女卫生间、采血室、治疗室、输液室、X射线检查室（共用）。

肠道门诊污染区用房设置有：候诊区、发热诊室（2间）、挂号收费室、药房、男女卫生间、采样室、采血室、卫生间、治疗室、留观室（1间）、输液室。

半污染区（共用）用房设置有：休息室、示教室、库房。

缓冲区用房设置有：男更衣淋浴间、女更衣淋浴间。

清洁区用房设置有：医护办公室、休息室、主任办公室、示教室。

本项目为传统感染性疾病门诊设计的典型案例，呼吸道疾病科/发热门诊区、消化道（肝炎）疾病科门诊区、肠道门诊区、医护办公生活区，各区分区明确。发热门诊对比新发布的发热门诊设置规范，诊室偏少、隔离留观室偏少（可将二层呼吸病区设为发热门诊隔离留观区）。医护人员进入发热门诊卫生通过也是按照传统感染性疾病门诊进行设置。

本项目一层医疗流线分别设置有：呼吸道疾病科/发热门诊患者就诊流线、消化道（肝炎）疾病科门诊患者就诊流线、肠道门诊患者就诊流线、医护人员工作流线、污物流线（图3-33）。

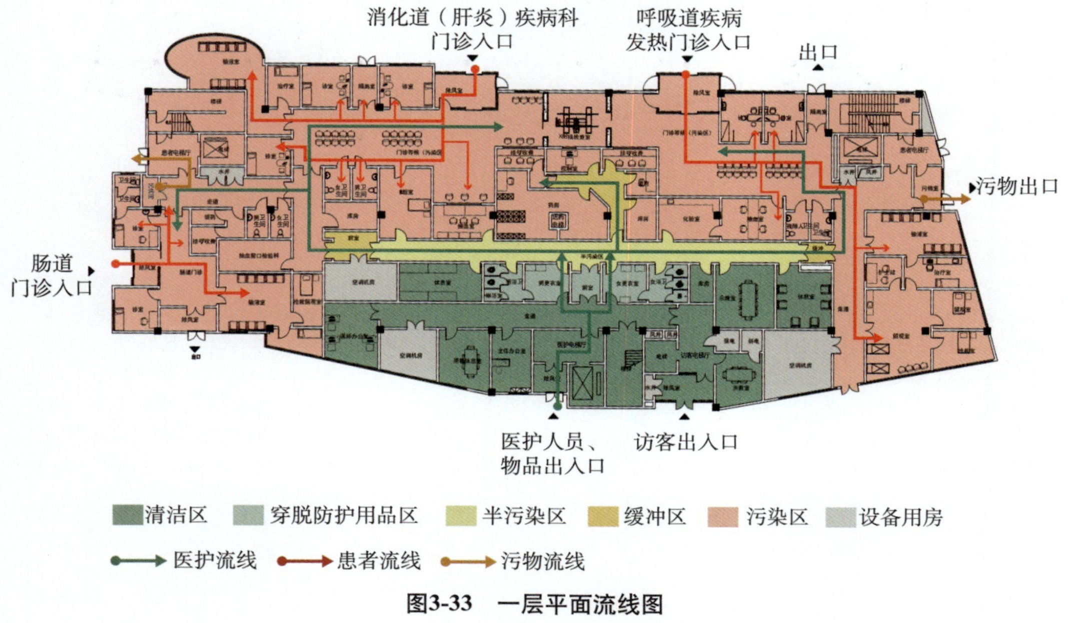

图3-33　一层平面流线图

优点：各流线相互独立，设置有独立出院流线，避免了不同入院与出院患者的交叉感染概率。

不足：本项目是按照传统感染性疾病科进行设计，医护人员进出污染区的工作流线没有穿脱防护用品间，无法满足发热门诊设置规范要求。

本项目二层主要功能为消化道传染病病房（图3-34）。

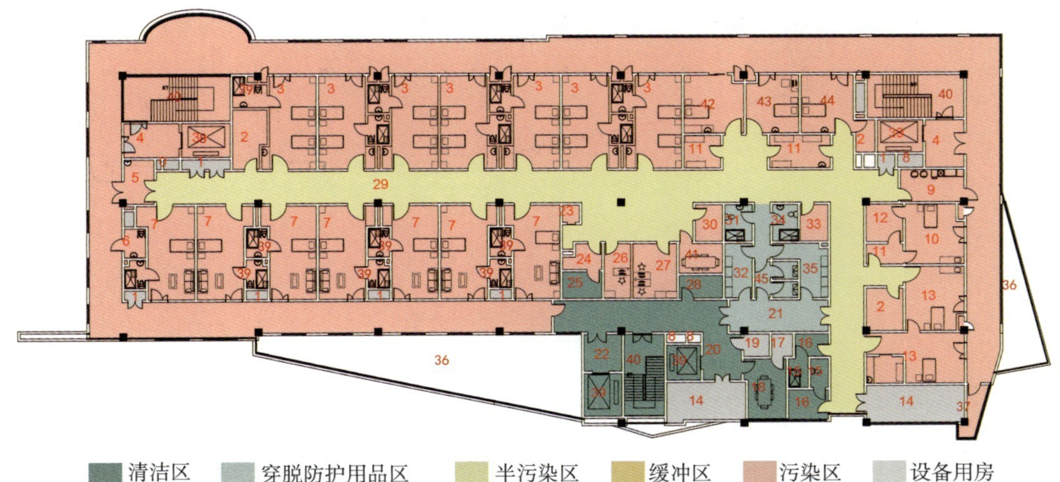

图3-34　二层平面图

0—排风井　1—水井间　2—库房　3—二人间病房　4—病床电梯厅　5—床具清洗间　6—除菌室　7—一人间病房　8—风井　9—污洗间　10—内镜室　11—准备间　12—消毒间　13—人工肝室　14—空调机房　15—浴卫　16—值班室　17—弱电间　18—用餐室　19—强电间　20—访客电梯厅　21—前室　22—医护人员电梯厅　23—送药电梯　24—配液室　25—无菌室　26—护士长办公室　27—医师办公室　28—备餐室　29—半污染区　30—医师谈话室　31—女浴卫　32—女更衣室　33—仪器室　34—男浴卫　35—男更衣室　36—屋面　37—阳台　38—电梯　39—卫生间　40—楼梯　41—办公室　42—抢救室　43—B超室　44—无菌处置室　45—访客更衣室

污染区用房设置有：普通感染病房（14间）、抢救室/ICU（1间）、B超室、处置室、床具清洗/消毒间、除菌室、污洗间、库房。

缓冲区用房设置有：医护人员更衣淋浴间、访客更衣室。

半污染区用房设置有：护士站、护理过道、准备间、仪器室、谈话室、配液室、无菌室、护士长办公室、医师办公室、值班室。

清洁区用房设置有：用餐室。

本层按照传统感染性疾病住院病房进行设计，未设置穿脱防护用品间。

本项目二层医疗流线分别设置有：消化道传染病患者住院流线、医护人员进入退出污染区工作流线、污物流线（图3-35）。

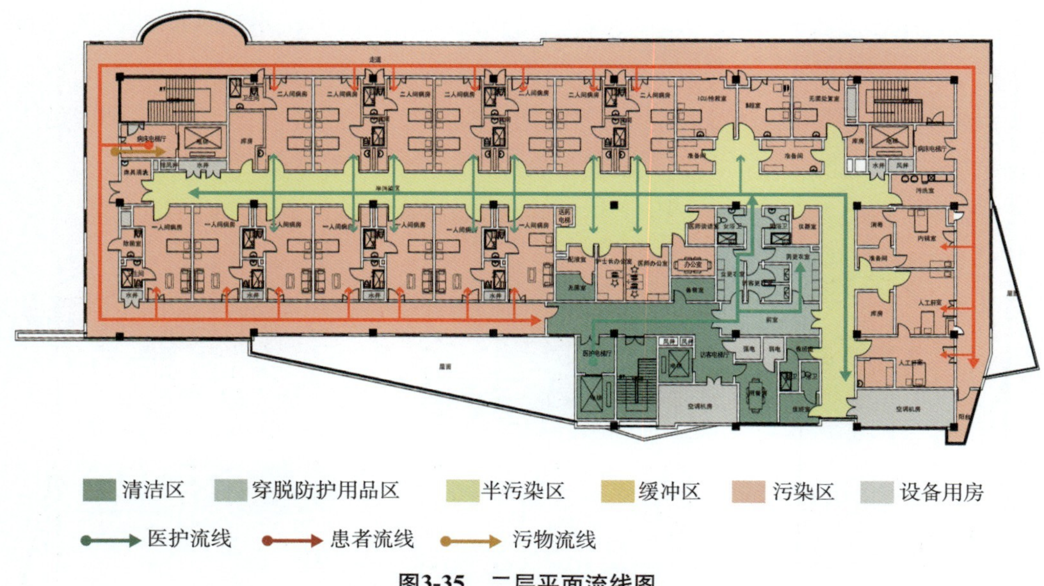

图3-35　二层平面流线图

本层流线按照传统感染性疾病科住院病房流线进行设计，医护人员、患者、污物流线相对独立，设置了访客探视流线。

本项目三层主要功能为呼吸道传染病病房（图3-36）。

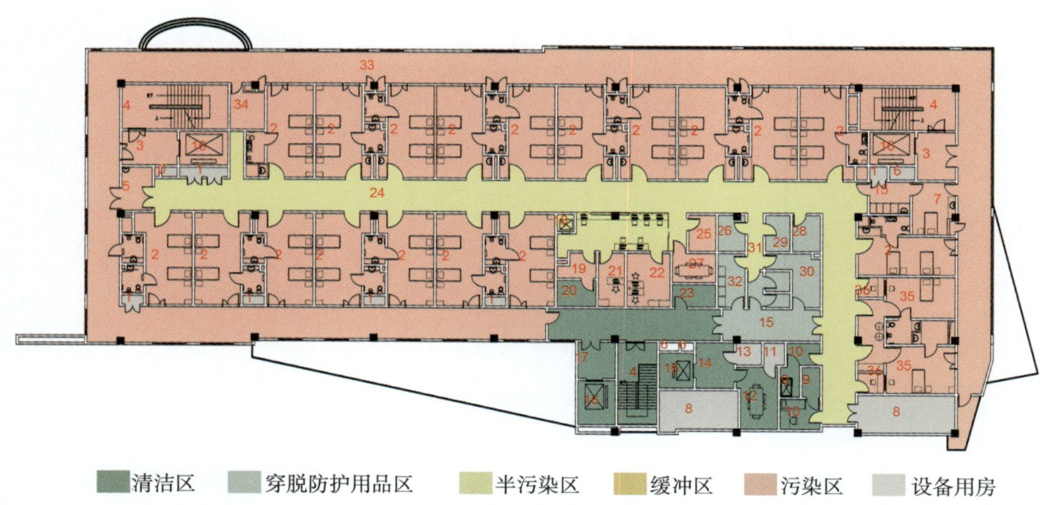

图3-36　三层平面图

0—排风井　1—水井　2—二人间病房　3—病床电梯厅　4—楼梯　5—床具清洗　6—风井　7—污洗室　8—空调机房　9—浴卫　10—值班室　11—弱电间　12—用餐房　13—强电间　14—访客电梯厅　15—前室　16—电梯　17—医护人员电梯厅　18—送药电梯　19—配液室　20—无菌室　21—护士长办公室　22—医师办公室　23—备餐室　24—半污染区　25—医师谈话室　26—女浴卫　27—办公室　28—仪器室　29—男浴卫　30—男更衣室　31—访客更衣室　32—女更衣室　33—走道　34—污洗间　35—正负压置换病房　36—探访室

污染区用房设置有：普通呼吸道传染病病房（18间）、正负压置换病房（2间）、床具清洗/消毒间、除菌室、污洗间。

缓冲区（卫生通过）用房设置有：医护人员更衣淋浴间、访客更衣间。

半污染区用房设置有：护士站、护理过道、准备间、仪器室、谈话室、配液室、无菌室、护士长办公室、医师办公室、值班室。

清洁区用房设置有：用餐室。

本层为按照传统呼吸道传染病病房进行设计，未设置穿脱防护用品间，如改为发热门诊隔离留观需重新进行设计。

本项目三层医疗流线分别设置有：呼吸道传染病患者住院流线、医护人员进入退出污染区工作流线、污物流线（图3-37）。

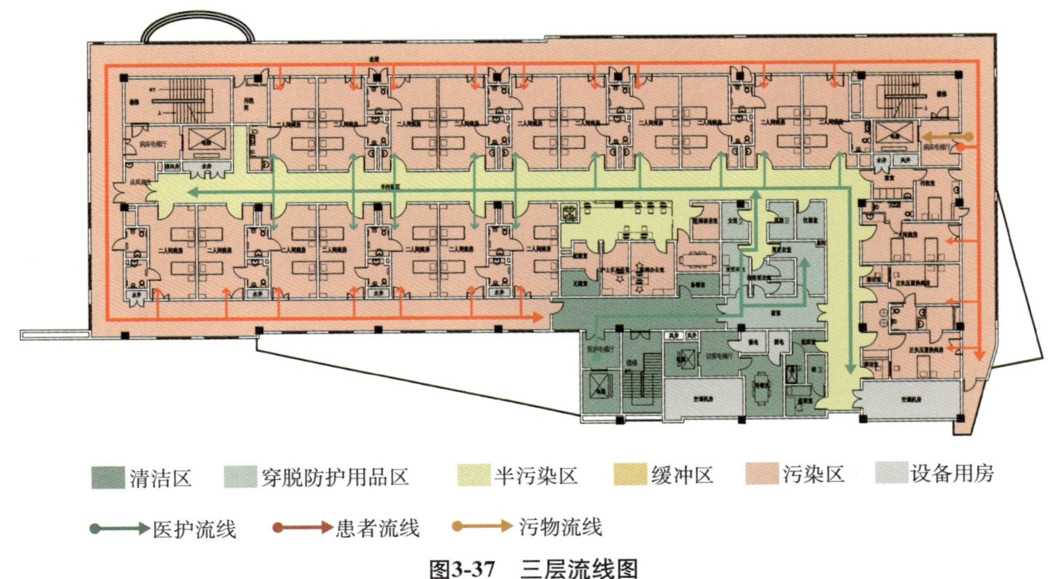

图3-37　三层流线图

本层流线按照传统呼吸道传染性疾病科住院病房流线进行设计，医护人员、患者、污物流线相对独立，设置了访客探视流线。

本层为按照传统呼吸道传染病病房进行设计，尤其在医护人员进入退出污染区的穿脱防护用品流线需进行重新改造设计。

四、医院方建设评价

2014年开业以来，感染楼开展了发热门诊、肝病门诊和肠道门诊业务，医疗流程比较顺畅，运行效率也较高。

总体来说，北京大学国际医院感染楼的设计和建设，非常有利于医疗工作开展和感染控制。